胆固醇，其实跟你想的不一样！

Cholesterol Clarity

What The HDL Is Wrong With My Numbers?

[美] 吉米·摩尔（Jimmy Moore） 著
埃里克·韦斯特曼（Eric Westman）

周云兰 译

机械工业出版社
CHINA MACHINE PRESS

中国纺织出版社有限公司

国家一级出版社
全国百佳图书出版单位

图书在版编目（CIP）数据

胆固醇，其实跟你想的不一样！/（美）吉米·摩尔（Jimmy Moore），（美）埃里克·韦斯特曼（Eric Westman）著；周云兰译 . —北京：中国纺织出版社有限公司：机械工业出版社，2020.7（2025.2 重印）

书名原文：Cholesterol Clarity: What the HDL Is Wrong with My Numbers?

ISBN 978-7-5180-7559-1

I. 胆… II.① 吉… ② 埃… ③ 周… III. 胆固醇 - 基本知识 IV. R151.2

中国版本图书馆 CIP 数据核字（2020）第 113750 号

北京市版权局著作权合同登记 图字：01-2019-5684 号。

胆固醇，其实跟你想的不一样！

出版发行：机械工业出版社（北京市西城区百万庄大街 22 号 邮政编码：100037）

中国纺织出版社有限公司（北京市朝阳区百子湾东里 A407 号楼 邮政编码：100124）

责任编辑：彭 箫 责任校对：李秋荣

印 刷：固安县铭成印刷有限公司

版 次：2025 年 2 月第 1 版第 6 次印刷

开 本：170mm×242mm 1/16

印 张：18.5

书 号：ISBN 978-7-5180-7559-1

定 价：75.00 元

客服电话：（010）88361066 88379833 68326294

本书旨在纪念我已故的哥哥凯文·李·摩尔（Kevin Lee Moore），他因为得到错误的胆固醇和健康信息，在 41 岁时就死于心脏病和肥胖症。

本书的重要
医学免责声明

《胆固醇，其实跟你想的不一样！》一书及其内容以"概不保证"方式提供相关信息。作者吉米·摩尔（Jimmy Moore）与埃里克·韦斯特曼（Eric Westman）博士不对本书或其内容做出任何形式的声明或保证，包括对适销性、特定用途适用性的保证。此外，对于读者通过本书所获取的信息的完整性和时效性，作者也不做任何声明或保证。

本书所述各类产品和服务的相关信息并未经过美国食品药品监督管理局的评估，不可用于诊断、治疗、缓解或预防任何疾病。关于本书中的意见和建议，请咨询医生或医疗专家。

除本书特别说明外，对于因使用本书而产生的或与之相关的任何损害，作者、投稿人或其他代表概不负责。本免责声明适用于所有类型的损害，包括（但不限于）补偿性损害、直接损害、间接损害、从属损害、收入损失、利润损失、财产损失或损害以及第三方索赔。

本书提供了营养和健康方面的相关信息。使用本书就意味着接受本书所述条款。

敬请知悉：本书的合著者是一个没有接受过任何医学、健康或营养领域专业培训的普通公民；本书的作者并不了解读者的体检结果，也从未事先讨论过读者的健康状况；本书绝对没有向读者提供任何医疗建议，本书也不包含任何医疗建议。

敬请知悉：本书不能代替执业医师（比如，你的医生）的专业意见。你在开始任何健康调整计划或通过任何方法改变生活方式之前，务必咨询你的医生或其他执业医师，确保你当前身体健康情况良好，同时也确保本书相关建议不会对你的身体健康造成伤害。

你在遵循本书所述任何建议之后，如身体出现任何异常症状，应立即咨询你的健康保健医生。

敬请知悉：本书中包含的信息不用于诊断任何健康问题或疾病，也不用于确定与健康相关的任何治疗方案，包括减肥方案、饮食方案或运动方案；参与本书所述任何活动都存在相关风险。一旦你采取任何行动，你就需要承担生活方式改变（包括营养、锻炼和体育活动）所带来的任何已知风险和未知风险，以及你采取的行动可能造成的任何伤害。

在法律允许的最大范围内，你特此免除本书作者和出版商（Victory Belt Publishing）与本书相关的任何责任，包括因使用本书及其所含信息而产生的任何损害、费用或任何性质的损失，包括直接损失、间接损失、特殊损失、惩罚性损失或附带损失，即使作者已被告知此类损失存在的可能性。

一旦你使用本书，就意味着你接受本书所述条款。你对本书的使用意味着你同意上述条款和条件。如果你不同意，请不要使用本书，并在销售商家规定的时间内申请全额退款。

目录

本书的重要医学免责声明

如何使用本书

引言

胆固醇专家简介

如何使用本书

大多数人习惯从头到尾读完一本书。我们当然也鼓励你这样阅读本书。本书通过浅显易懂的语言提供了大量的信息，向读者揭示了胆固醇的真相。

不过，对于那些已从医生处得知自身胆固醇测定结果的读者，本书也能成为一本实用的快捷指南。例如，当你的一些健康指标似乎超出正常范围时，你的医生可能建议你首先服用药物进行治疗。我们建议，你在决定服药之前，可以通过阅读本书，先做一些调查。你只需翻到本书中第 9 ～ 11 章，就能找到关于"如何做才能实现最佳健康"的信息。此外，本书还将告诉你，如何在不服用药物的情况下，通过调整膳食营养和生活方式来改善身体健康状况。

我们竭尽全力为你找出高密度脂蛋白胆固醇对人体健康指标的影响。

你是否发觉，胆固醇的真相比我们所了解的要多得多？多年来，人们普遍认为，血液中的胆固醇水平一旦升高就极其危险，会导致心脏病发作、中风，甚至死亡。因此，我们必须通过一切必要的方式来降低血液中的胆固醇水平，具体包括：减少饮食中的饱和脂肪酸和胆固醇，以及服用降胆固醇的处方药。这听起来是不是有些耳熟？然而，有人停止盲目跟风并提出了几个简单的问题：相比上述简单的解决方案，人体不是要复杂得多吗？我们难道不应该根据多个标志物（比如，总胆固醇水平）来判断身体健康状态吗？胆固醇危害健康的方式和原因是什么呢？我是吉米·摩尔，以上就是我在本书中要回答的几个重要问题。

在撰写本书期间，我去了一趟当地的山姆会员店，那家店每年都为顾客提供几次免费的基础健康检测。对我来说，这是令人大开眼界的体验，但其原因可能是你想不到的。在过去的10年里，我一直十分关注自己的健康状况。这期间，我着迷于大众普遍认为"健康"的一切事物，完美的例子就是：我会去山姆会员店接受免费的健康检测。

我之所以去那里检测我的总胆固醇水平和其他健康指标，是因为当时那里正在提供免费的检测服务。在排队等候期间，我碰巧听到前面那位年轻女子的检测结果。她的体脂率非常高，达到 39.7%（女性的"正常"体脂率为 25% ～ 35%），她的血压也非常高，大约为 180/120 毫米汞柱（健康血压为 120/80 毫米汞柱）。但是，当看到她的空腹血糖为 85 毫米汞柱（80 ～ 89 毫米汞柱皆被认为理想水平）而总胆固醇水平为 140 毫克 / 分升（200 毫克 / 分升以下均被认为是健康的水平）时，负责检测的护士高兴地喊道："哇！你很健康。你的胆固醇低于 200。"当那位年轻的女士说她天生胆固醇水平就低时，护士热情地回答道："是的，胆固醇越低越好。"我当时心想：我的天哪！

之后，就轮到我抽血了。在等待验血结果的过程中，我和那位护士聊起了天。她说我看起来既健康又精神，并且预测我的验血结果一定很好。不过，电脑屏幕上最终显示的验血结果显然出乎她的意料，她所有的热情一下就消失了。我的总胆固醇水平为 322 毫克 / 分升——按照主流医学标准，这是一个被广泛认定的高胆固醇水平。她当时的表情看起来就像她的爱犬刚刚遭遇车祸一样。她的声音变得低沉，并且紧张地问道："你感觉还好吗？"我告诉她，我感觉很好，但我觉得她并不相信我的话。然后，她问我有没有采取什么措施来降低胆固醇水平。我向她解释说，我不担心我的胆固醇水平。"哦，但你的胆固醇水平很高，这是不健康的，你必须服用降胆固醇药物。"她回答说。我告诉她，我认为降胆固醇药物（如他汀类药物）弊大于利。在尴尬地沉默了几秒钟之后，她紧张地祝愿我一切顺利，然后送我出门。我想，她可能担心我会猝死在停车场。

健康诊断已沦为数字游戏

不幸的是，类似的情况并不少见。当谈到医学专业时，高胆固醇水平自动意味着"健康不佳"。例如，上一分钟，护士还在说我气色很好；下一分钟，在我的检测结果出来之后，她就开始做出最坏的假设。正是她这样的反应促使我写了本书。我希望本书能够帮助你我这样的普通大众，甚至是那些固守数十年前胆固醇谬论的专业人士。

我们生活在人类有史以来科学技术最为先进的时期，几乎随时可以获得所有领域的最新信息，包括医疗健康领域。例如，你在 Bing 或 Google 等搜索引擎中输入一个关键词，就能获得多个声称知道答案的网站链接。换句话说，你只需动动手指，就能获得大量的健康建议。不过，"Google 医生"所给出的答案都有一个很大的不足：缺乏可靠性。信息来源是什么？信息来源可信吗？信息是否存在任何偏见？信息有可靠的科学依据吗？一旦涉及健康，这些就是至关重要的问题。

目前，网络、杂志、报纸以及电视上有着大量与胆固醇相关的各种信息，全部出自所谓的"专家"之口。大多数此类信息都是矛盾的、混乱的，甚至是完全错误的。当这些信息混杂在一起，你如何才能对自己的胆固醇检测结果做出明智的判断？我希望本书能够拨开迷雾，帮助你做出良好判断，从而让你也能开始掌控自己的健康状况。

吉米·摩尔是谁，他为何决定撰写本书

2004 年 1 月，我的健康状况非常糟糕。我当时年仅 32 岁，体重却飙升到410 磅[⊖]。我需要穿 5XL 的短袖衬衫和 62 英寸[⊜]腰围的裤子。即便如此，每当我坐下来，我的裤子就会崩裂。我当时服用着三种处方药，分别用于治疗我的呼吸困难、高血压和高胆固醇。我目睹了哥哥凯文与肥胖症抗争的过程。1999 年，他当时只有 32 岁，却有着一系列可怕的心脏病症状（2008 年，年仅 42 岁的凯文最终因心脏病、糖尿病和肥胖症撒手人寰）。鉴于哥哥所经历的一切，我迫切想要采取行动改善自己的肥胖和健康问题。我为此学了很多相关的医疗知识，并想通过本书与那些被误导的人们分享这些知识。

我在另一本书《生酮饮食》（Keto Clarity）[⊜]中详细介绍了我成功减重并恢复健康的亲身经历。简单而言，我在 2004 年成功减掉 180 磅，并结束了同时服用三种"健康管理"药物的日子。成功减重几个月之后，我的气喘症状消失了；不

⊖　1 磅 ≈ 0.45 千克。

⊜　1 英寸 ≈ 2.54 厘米。

⊜　此书已于 2019 年由机械工业出版社与中国纺织出版社有限公司合作出版。

到 6 个月，我的血压也正常了；9 个月之后，我的胆固醇水平也降低了，再也不必服用他汀类药物。毫不夸张地说，这是一次真正意义上自我转变的经历。

2005 年，我开始写一个名为《低碳水饮食生活秀》(*Livin' La Vida Low-Carb*) 的博客。我想要引导、鼓励和启发任何可能正在克服严重体重问题以及后续可能出现相关健康问题的其他人。一年后，我成了 iTunes 播客[⊖]《低碳水饮食生活秀》(*Livin' La Vida Low-Carb*) 的主持人，我的健康宣传事业也得到了飞速发展。通过这档一流的网络健康广播节目，我采访了全球营养、医学、研究以及其他领域的数百位知名人士。我天生的好奇心和对健康知识的渴望弥补了我在播音和主持方面的经验不足。多年之后的今天，我仍坚定地继续学习和分享这些健康信息。

此时，我不仅录了 700 多集的播客，还与我采访过的许多专家成了朋友。2012 年，我又开播了另一档节目《对话低碳水饮食专家》(*Ask the Low-Carb Experts*)，让听众直接与各个健康领域的特邀专家嘉宾进行对话。普通大众对健康生活的好奇心正在不断增长。听众中有许多人因为当前各类媒体上宣扬的大量无效、明显（甚至故意）错误或不完整的健康信息而感到十分苦恼。他们非常渴望了解真相，因为这关系到他们的自身健康。我的播客旨在为人们提供准确、最新、易于理解的健康信息，帮助他们更为明智地解决自身的健康问题。

大多数健康信息都带有偏见并令人困惑

健康与医学的科学技术始终在不断变化发展。如果你是一个博闻、智慧的医生或患者，那么你就需要不断学习相关知识。不过，真相往往很难被发现。出钱资助医疗研究的各大制药公司却是某些研究结果的既得利益者，因此，它们的研究结果可能基于一些预先假设的数据。此外，不少研究往往仓促而就、带有偏见或存在缺陷——有时，你的医生甚至是根据你的治疗过程进行相关研究。不仅如此，一项研究的结果往往需要耗时多年才能送到医生的办公室，因此，医生提供给患者的所谓"最新研究成果"可能早已过时。

⊖ 数字广播技术的一种，英文为"Podcast"。

我们中的大多数人主要通过媒体获取零碎的科学和健康信息。不幸的是，电视、广播、各大报纸和杂志的一项主要工作是赚钱。为此，媒体需要制造噱头来吸引观众和读者。这往往会促使他们杜撰耸人听闻的数据，并伪造研究成果。因此，电视台的主播或记者仅仅为了提高报道的趣味性或新闻价值而曲解或歪曲研究结果的事件屡见不鲜。在这种情况下，保持健康是一件多么充满挑战又令人沮丧的事情！普通大众如何才能从大量信息中区分好坏、辨伪识真呢？我希望本书在胆固醇相关问题方面能对大家有所帮助。

有时，我在想，医疗健康报告的混淆视听是不是一场精心策划的阴谋：这样一来，人们就会完全陷入迷茫，放弃试图查找真相的想法，只是固守大家一致认为正确的传统观念。例如，服用立普妥或瑞舒伐他汀等降胆固醇药物来预防心脏病发作的这一做法有什么坏处吗？数千万的患者已经在选择这些"国民医疗保险安全网"能够报销的药物，为何不能随大流呢？本书将告诉你一个不能盲目从众的主要原因：你可能不需要此类药物，并且此类药物实际上可能危害你的健康。

一些读者可能在想：我的医生说我患有"高胆固醇"或高胆固醇血症（这是高总胆固醇和低密度脂蛋白胆固醇的另一种说法），他还说这会增加我罹患心脏病的风险。吉米·摩尔，你我素不相识，我为什么要听你的？

确实，我可能并不认识你，但我知道，《美国心脏杂志》（*American Heart Journal*）在 2009 年 1 月公布了一项研究显示，约有 3/4 心脏病住院患者的总胆固醇水平处于正常范围内（200 毫克 / 分升或以下）。他们有的服用他汀类药物来降低胆固醇水平，而有的本身胆固醇水平就低。换句话说，他汀类药物不能预防心脏病，而低胆固醇水平也不能预防心脏病。人们迫切希望有一种"神奇的药物"可以解决他们所有的健康问题（就像广告中吹嘘的他汀类药物对心脏健康的神奇功效那样），但世界上根本不存在这样的"神药"。此外，"降胆固醇"药物（如他汀类药物等）所产生的不良反应也会令人陷入无尽的苦恼。在本书第 5 章中，我将深入探讨他汀类药物的一些缺点以及最佳服用时机。就目前而言，他汀类药物有一些相当严重和常见的不良反应，包括关节和肌肉疼痛、体力下降、记忆丧失等。

服用他汀类药物的人群年龄大都在 50 岁或以上，他们可能会把这些症状归咎于自身衰老问题。然而，最新研究显示，事实恰恰相反：人们原以为会增强体质并延长寿命的他汀类药物实际上起到了相反的作用。

制药公司才不会将胆固醇的真相宣告天下，他汀类药物每年会给它们带来上百亿美元的财富。那么，谁会告诉你真相呢？更重要的是，我们怎样才能过上既不服用药物又能保持心脏健康的生活呢？

首先应消除错误信息

如果你喜欢直言不讳，那么本书就非常适合你阅读。本书名为《胆固醇，其实跟你想的不一样！》是因为：本书旨在澄清有关胆固醇的绝对真相。本书的目标读者群并非医学专业人士。因此，本书没有太多复杂的医学术语和行话，外行人看了也不会完全不知所云。当然，读者还是需要知道一些专业术语。本书提供了一个方便查询的术语表，采用读者可以理解的语言对相关术语进行解释。除了给出胆固醇水平的各项建议和无效原因之外，我们还提供了一个实用指南，详细介绍各大胆固醇数值及其理想范围（可能与你此前所知范围大相径庭），以及你在饮食和生活方式方面可以采取的能够解决自身胆固醇问题的具体措施。

本书提供的信息可能令你和你的医生感到震惊并引发争议。各大制药公司对降胆固醇药物的宣传不遗余力，从而大肆敛财。我认为现在是时候掀开胆固醇的神秘面纱，揭露降胆固醇药物营销骗局的真相。

吉米·摩尔如何成为胆固醇专家

这个问题问得好！我只是一个受过良好教育、享有充分权利的外行，没有接受过医学、营养学或其他任何健康相关领域的系统培训。我估计，你可能会质疑我是否有权与你分享健康信息。我敢肯定，即使我提到我本人的胆固醇数值按照大多数医学标准应归类于不健康水平这一事实（本人从 2008 年至 2013 年的胆固醇检测结果见本书附录部分），也无法消除你的疑虑。此外，如果你基于这些数据就猜测我没有做好调查研究或者根本没搞清楚胆固醇究竟为何物，那么我不会感到惊讶，但我必须说，这种猜测并不符合事实。实际上，我贪婪地学习了这一学科的相关知识，因为我的总胆固醇水平和低密度脂蛋白胆固醇（所谓的"坏胆固醇"）水平超出了医生建议的健康范围。作为一个知名的健康博主和主播，我的老师都是近 10 年来胆固醇领域的顶级专家。

我一点也不担心人们质疑或批评我没有接受过医学和营养健康方面的系统教育，因为我承认自己无法解决所有的健康问题。不过，我确实拥有许多值得信赖的顾问，他们能够解答人们最关注的健康问题。这其中包括本书的合著者埃里克·韦斯特曼博士。他是北卡罗来纳州达勒姆的一名内科医生，同时也是《纽约时报》畅销书《新阿特金斯饮食，给新的你》（New Atkins for a New You）的共同作者。他的丰富经验和专业知识确保了本书能够提供深入、前沿的胆固醇知识。此外，我还遍寻健康领域专家，先后对健康和营养领域的多位领军人物进行了全新的采访。

毫无疑问，本书一定会引起争议，因为它挑战了我们关于健康饮食和生活方式的传统观念——这可是我们从小到大遵循了大半辈子的生活规则。不过，需要反复强调的是，虽然胆固醇这一课题可能比较复杂，但我们已经尽一切可能让你容易理解它。我希望，你在读完本书之后能够了解关于胆固醇的所有知识，并且能够在现实生活中区分关于胆固醇的有用信息与无用信息。

现在，请准备好——我们将要揭露许多肮脏的内幕。

通过我的播客，我很荣幸地采访了数百位世界一流的健康专家，与他们讨论了与健康有关的许多重要话题。因此，当我决定撰写本书时，我清楚地知道应该向哪些专家请教最新的胆固醇信息和建议。在此，我很高兴向大家介绍 29 位来自世界各地的健康专家，他们的真知灼见详见本书的"专家解析"部分。

卡西·比约克，注册营养师

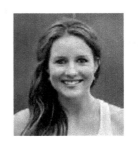

卡西·比约克（Cassie Bjork）是一名有执照的注册营养师和健康教练，人们都称呼她"营养师卡西"。她热衷于通过真正天然的食物和正确的运动来帮助人们形成健康的生活方式。比约克致力于揭穿与饮食相关的各种流言、神话和时尚中的骗局，并且通过实际应用各类研究成果来教人们如何健康饮食。她是 iTunes 上每周健康播客《与吉米·摩尔和他的朋友们的低碳水对话》（*Low-Carb Conversations with Jimmy Moore & Friends*）的主持人。关于比约克的更多消息，请访问：DietitianCassie.com。

菲利普·布莱尔，医学博士

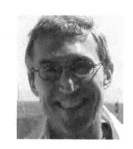

菲利普·布莱尔（Philip Blair）上校（退役的美军上校）现为一名全科医生，为几个州的小企业员工提供疾病管理服务。在1972年从美国西点军校毕业之后，他入读迈阿密大学医学院并接受全科军医培训。在完成三大洲和海湾战争的医疗任务之后，他在北极圈、科迪亚克岛和纽芬兰提供初级医疗服务。2002年，他成为创新健康战略中心（Innovative Health Strategies）分管疾病管理的副主席，并开发了一种非常成功的慢性肾病干预方法，为雇主节省了超过2 400万美元的雇员医疗成本。2011年，他成立了一家名为"专业医疗顾问"（Pro Health Advisor）的公司。该公司为超过75%的心脏病、肾病、糖尿病、肥胖症和代谢综合征患者提供疾病管理策略。2012年，他会见并携手杜安·格拉韦林（Duane Graveline）博士，就他汀类药物的不良反应及其在抗胆固醇治疗中的滥用发表了公开讲话。关于布莱尔博士的更多信息，请访问：SpaceDoc.com/Philip_Blair_MD_Bio。

乔尼·鲍登，博士

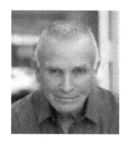

乔尼·鲍登（Jonny Bowden）博士曾与心脏病学家斯蒂芬·西纳特拉（Stephen Sinatra）博士携手出版了畅销书《伟大的胆固醇神话：为何降低胆固醇不能预防心脏病》（*The Great Cholesterol Myth: Why Lowering Cholesterol Won't Prevent Heart Disease*）（以及《无须他汀类药物的可行治疗方案》（*Statin-Free Plan That Will*）。他被人称为"流氓营养学家"，最近又被Greatist.com评选为健康与健身领域百位最具影响力人物。鲍登博士是一位全国知名的减重和营养专家，也是一位委员会认证的营养学家，还是13本健康畅销书的作者。他是各类电视和电台节目的常驻嘉宾，接受过"奥兹医生秀"（Dr. Oz Show）、"医生"（The Doctors）、美国有线电视新闻网（CNN）、微软全国广播公司（MSNBC）、福克斯新闻（Fox News）、美国广播公司（ABC）、美国全国广播公司（NBC）和哥伦比亚广播公司（CBS）等新闻媒体的采访。他还是《男士健康》（*Men's Health*）杂志编辑咨询委员会的前任委员、《普拉提风格》（*Pilates Style*）杂志的营养编辑，以及《清洁饮食》（*Clean Eating*）、《更好的营养》（*Better Nutrition*）和《全面健康在线》（*Total Health Online*）等杂志的固定撰稿人。此外，鲍登博士还为数十本纸质和在线的出版物撰稿，包括《纽约时报》《华尔街日报》《福布斯》《时代周刊》和《智族》（*GQ*）。他经常在美国广播公司的洛杉矶电视台担任专家顾问，并在天然产品行业的几家企业内担任科学咨询委员。关于鲍登博士的更多信息，请访问：JonnyBowden.com。

约翰·布里法，理学学士、医学学士、外科学士

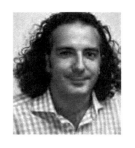

约翰·布里法（John Briffa）博士是英国的一位执业医生、作家和国际演说家，也是营养和健康领域的权威专家。他曾是《每日邮报》和《观察家》的专栏作家，也是《伦敦时报》的固定撰稿人。他参与并推动了欧洲和北美多家机构的健康、有效性和可持续性优化项目，并且担任广播和电视节目的常驻嘉宾。他已经撰写了 8 本书，其中包括畅销书《逃离饮食陷阱》（*Escape the Diet Trap*）。关于布里法博士的更多信息，请访问：DrBriffa.com。

多米尼克·达戈斯蒂诺，博士

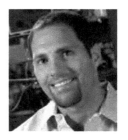

多米尼克·达戈斯蒂诺（Dominic D'Agostino）博士是南佛罗里达大学分子药理学和生理学系的助理教授，负责教授神经药理学、高压氧医学、医学生物化学和营养生理学。他的研究重点是开发和测试生酮饮食、热量限制

饮食、酮酯以及酮补充剂，从而诱导营养性和治疗性生酮状态。这些代谢疗法可用于治疗病理生理学上与代谢失调有关的各种疾病。他的研究得到了美国海军研究局（ONR）、国防部（DoD）以及致力于治疗代谢疾病、神经疾病和癌症的私人基金会的支持。关于达戈斯蒂诺博士的更多信息，请访问：DominicDagostino.com。

威廉·戴维斯，医学博士

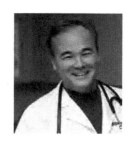

威廉·戴维斯（William Davis）博士是一位心脏病专家，也是《纽约时报》畅销书《小麦肚：小麦食品让你变胖、生病、加速衰老的惊人真相》（*Wheat Belly: Lose the Wheat, Lose the Weight and Find Your Path Back to Health*）的作者。这本书首次揭示了 20 世纪 70 年代的转基因高产小麦对人类健康的危害性。从圣路易斯大学医学系毕业之后，戴维斯博士在俄亥俄州立大学附属医院的内科完成了实习和住院医师培训，获得了俄亥俄州立大学心血管医学系的奖学金，并在大都会健康医疗中心（Metro Health Medical Center）和凯斯西储大学（Case Western Reserve University）附属医院接受了先进的血管成形术培训。在那里，他先后担任心血管研究所所长和医学系助理教授。目前，戴维斯博士在威斯康星州密尔沃基市郊区从事心脏病治疗活动。关于戴维斯博士的更多信息，请访问：WheatBellyBlog.com。

托马斯·代斯普林，医学博士

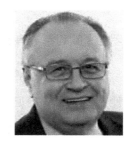

托马斯·代斯普林（Thomas Dayspring）博士是弗吉尼亚州里士满市健康改善与技术基金会的心血管教育主任，也是美国医师学会和美国国家脂质协会（NLA）的会员，其在血脂学和更年期医学领域的成就获得了北美更年

期协会的认证。目前，他在新泽西医科和牙科大学担任临床医学助理教授。在搬到弗吉尼亚州之前，他在新泽西州行医的时间长达 37 年。代斯普林博士就动脉粥样硬化血栓形成、脂蛋白、血管生物学、脂蛋白检测以及心脏病的性别差异发表了许多深远而广泛的演讲。在过去的 15 年里，他举行了 4 000 多场的美国国内和国际讲座，参与了 500 多个继续医学教育（CME）项目。他入选了《美国顶级医生名录》（*Guide to America's Top Physicians*），并在《临床血脂学杂志》（*Journal of Clinical Lipidology*）编辑委员会任职。2011 年，他因在临床血脂学领域的突出贡献而获得了赫赫有名的美国国家脂质协会主席奖。关于代斯普林博士的更多信息，请访问：FHIT.org。

大卫·戴蒙德，博士

大卫·戴蒙德（David Diamond）博士是南佛罗里达大学的心理学系、分子药理学系和生理学系的神经学家，也是坦帕退伍军人管理医院（Tampa Veterans Administration Hospital）的职业科学家。他感兴趣的研究领域包括学习与记忆的神经生物学、压力对大脑和行为的影响、创伤后应激障碍的动物模型、遗忘婴儿综合征

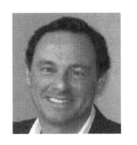

（forgotten baby syndrome）的神经生物学，以及营养和健康。戴蒙德博士自身的胆固醇偏高，多年来一直存在甘油三酯过高的问题，直到他设法通过改善营养来使胆固醇达到正常水平。关于戴蒙德博士的更多信息，请访问：Psychology. USF.edu/faculty/diamond。

罗恩·欧利希，博士、澳大利亚营养与环境医学院院士、牙医学士

罗恩·欧利希（Ron Ehrlich）博士是澳大利亚的顶级整体牙医。1983 年，他在澳大利亚悉尼市成立了悉尼整体牙科中心（SHDC.com.au）。目前，他是澳大利亚营养与环境医学院（ACNEM）的院士和委员，也是该学院的倡议与政策委

员会主席。此外，欧利希博士还是一个非营利性组织"丰饶的澳大利亚"的共同

创始人和董事会成员。该组织致力于向人们宣传土壤、植

物、动物、人类、社区以及地球的重要性，并鼓励人们采

取切实行动。"丰饶的澳大利亚"组织通过"从土壤到板

块"（soil-to-plate）方式，将整体农场管理和整体医疗

结合在一起。除了在悉尼进行临床实践之外，欧利希博士

还经常担任新闻媒体的嘉宾，并从独特的口腔健康角度

为公众和健康专业人士举办各类健康保健研讨会。他目

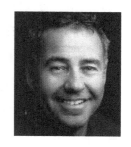

前每周都会在 iTunes 上发布一个名为《好医生——医疗保健不间断》（*The Good Doctors—Healthcare Unplugged*）的播客。关于欧利希博士的更多消息，请访问：DrRonEhrlich.com。

杰弗里·N. 格伯，医学博士

杰弗里·N. 格伯（Jeffry N. Gerber）博士是一名获得委员会认证的全科医生，同时也是科罗拉多州利特尔顿市南郊家庭医疗中心（South Suburban Family Medicine）的所有者。那里的人们都称他为"丹佛的饮食医生"。自 1993 年以来，他一直为当地社区提供个性化的医疗保健服务，重点关注养生、保健和疾病预防问题。由

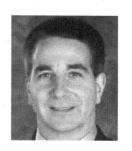

于对糖尿病、动脉粥样硬化和心脏病（仅举几例说明）等疾病医疗成本不断攀升的问题深感失望，格伯博士一直致力于通过低碳水、高脂肪（LCHF）的先农饮食法、旧石器时代饮食法、原始饮食法等途径来预防和治疗超重和肥胖问题。他建立了一个患者的数据库，通过观察患者的体重减轻情况和心血管代谢指标的改善程度来证明这些饮食法的功效。格伯博士的一个主要目标是重新定义健康营养的含义，因此，他向患者、社区和其他医疗专业人士强调这些重要问题。关于格伯博士的更多信息，请访问：DenversDietDoctor.com。

大卫·吉莱斯皮

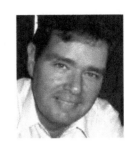

大卫·吉莱斯皮（David Gillespie）是澳大利亚布里斯班市的一名律师，他发现减少饮食中的糖分摄入量可以解决他的健康问题。他曾在 18 个月内体重减轻了 88 磅，但没有节食，也没有增加运动量：他所做的仅仅只是减少饮食中的糖分。更神奇的是，在过去的 10 年里，他的体重一直在下降。受到这一亲身经历的启发，吉莱斯皮写了一本名为《甜蜜毒药》（*Sweet Poison*）的书，旨在探讨嗜糖成瘾和耗糖过高的原理与危险。随后，他提出了《戒糖计划》（*Sweet Poison Quit Plan*），这是一本关于如何逐步从饮食中去掉糖分的指南。近年来，吉莱斯皮还出版了《超大谎言》（*Big Fat Lies*）和《毒油》（*Toxic Oils*）这两本书，主要阐述脂肪在饮食中的健康作用以及 ω-6 脂肪酸与心脏病之间的联系。关于吉莱斯皮的更多信息，请访问：SweetPoison.com.au。

杜安·格拉韦林，医学博士

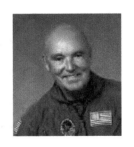

杜安·格拉韦林（Duane Graveline）博士在佛蒙特大学获得医学学位，在沃尔特里德陆军医院完成实习，并在约翰霍普金斯大学获得公共卫生硕士学位。1962 年，他被任命为太空医学研究实验室的研究科学家，并担任美国国家航空航天局（NASA）水星项目和双子星项目的飞行控制员。1965 年 5 月，他入选为美国国家航空航天局的六大科学家宇航员。之后，他离开了美国国家航空航天局，并在接下来的 25 年里一直作为全科医生参与医疗实践。此期间，他仅在 1982 年请假 6 个月，回到美国国家航空航天局，担任肯尼迪航天中心的医疗主管。退休后，他因服用美国国家航空航天局医生所开的降胆固醇药物立普妥，发作了两次短暂性全面遗忘症。为此，他花 10 多年时间对他汀类药物的不良反应进行了研究。他出版了 4 本关于胆固醇和他汀类药物不良反应的书：《立普妥：记忆小偷》《他汀类药物的不良反应和误入歧途的高胆固醇治疗方案》《他汀类药物损害危机》《他汀类药物的黑暗面》。关于格拉韦林博士的更多信息，请访问：SpaceDoc.com。

保罗·杰米内，博士

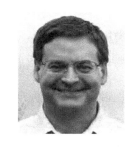

保罗·杰米内（Paul Jaminet）博士是哈佛－史密森尼天体物理中心的天体物理学家，后来在互联网繁荣时期成为软件企业家。现在，他为各类创业公司提供战略建议。为了治疗自身的慢性病，杰米内博士携手爱妻（Shou-Ching）进行了长达 7 年的研究，努力完善和改进原始饮食法，并最终出版了《完美健康饮食：通过摄入合适的食物来恢复健康和减肥》（*Perfect Health Diet: Regain Health and Lose Weight by Eating the Way You Were Meant to Eat*）一书。迄今为止，已有数百名读者根据《完美健康饮食》治愈了自己的慢性病，成功瘦身，恢复健康，并改善了自身的心情和整体幸福感。杰米内博士目前还担任先民健康学会（Ancestral Health Society）《进化与健康杂志》（*Journal of Evolution and Health*）的编辑。关于杰米内博士的更多信息，请访问：PerfectHealthDiet.com。

马尔科姆·肯德里克，医学博士

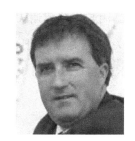

马尔科姆·肯德里克（Malcolm Kendrick）博士毕业于苏格兰亚伯丁的一所医学院，目前是英格兰的一位全科执业医生。他对心血管疾病的流行病学有着特殊的兴趣，并在包括《英国医学杂志》（*British Medical Journal*）在内的许多期刊上发表过专业文章。他为欧洲心脏病学会建立了在线教育系统，并为英国国家临床优化研究所（NICE）建立了首个官方网站。肯德里克博士还就多个学科发表大量论文，并于 2009 年因其在心血管医学领域的突出成就入选"英国名人录"。他是畅销书《胆固醇大公约》（*Great Cholesterol Con.*）的作者。他针对各种医学课题举行了大量讲座，还是国际胆固醇怀疑论者网络（THINCS）的成员，该网络的成员皆为坚信胆固醇不会引起心血管疾病的科学家和研究人员。关于肯德里克博士的更多信息，请访问：DrMalcolmKendrick.org。

罗纳德·克劳斯，医学博士

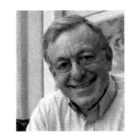

罗纳德·克劳斯（Ronald Krauss）博士是美国儿童医院奥克兰研究所的高级科学家兼动脉粥样硬化研究主任、加利福尼亚大学（UC）旧金山分校医学系和加州大学伯克利分校营养科学系的副教授，劳伦斯伯克利国家实验室基因组科学部的客座高级科学家。他曾以优异的成绩获得了哈佛大学的医学学士学位。克劳斯博士是获得委员会认证的内科、内分泌和新陈代谢专家，目前是美国临床研究学会会员、美国营养学会和美国心脏协会（AHA）会员，以及国际动脉粥样硬化学会的杰出会员。他曾任职于美国国家胆固醇教育项目成人高胆固醇检测、评估和治疗专家小组，担任过美国心脏协会辖下营养、锻炼和新陈代谢委员会的创始主席，目前兼任美国心脏协会的全国发言人。他发表了400多篇关于遗传、饮食和药物对血浆脂蛋白和冠状动脉疾病影响的学术文章和评论。近年来，克劳斯博士专注于研究人体基因与影响代谢表型和心血管疾病风险的饮食疗法和药物疗法之间的相互作用。关于克劳斯博士的更多信息，请访问：CHORI.org/Principal_Investigators/Krauss_Ronald/krauss_overview.html。

弗雷德·库默罗，博士

弗雷德·库默罗（Fred Kummerow）博士于1914年10月4日出生在德国柏林。9岁时，他随全家移民到美国，并定居在密尔沃基市。后来，他在麦迪逊市的

威斯康星大学获得了化学学士学位和生物化学博士学位。1943 年到 1945 年，他就

职于南卡罗来纳州的克莱姆森大学，致力于通过烟酸和铁

强化玉米粒来预防糙皮病。在攻克糙皮病项目之后，他搬

到曼哈顿，供职于堪萨斯州立大学。1950 年，库默罗博士

加入伊利诺伊大学香槟分校。在伊利诺伊大学漫长的职业

生涯中，他一直不懈地努力寻找心脏病的病因和治疗方法。

关于库默罗博士的更多信息，请访问：FSHN.illinois.edu。

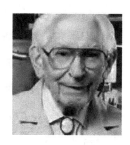

德怀特·C. 伦德尔，医学博士

德怀特·C. 伦德尔（Dwight C. Lundell）博士拥有超

过 25 年的心血管和胸外科手术经验，是"非体外循环"心

脏手术（此类手术可减少并发症并缩短患者恢复时间）的

先驱。他入选了《心脏外科医生名人堂》（*Beating Heart*

Hall of Fame），并且连续 10 年位列《凤凰杂志》的顶级

医生名录。作为该领域公认的领导者，伦德尔博士还为众

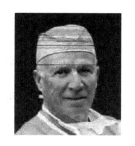

多一流的医疗设备制造商提供意见和建议。2005 年，他认识到，心脏病大都可以

预防，而高胆固醇的治疗存在误区。因此，他停止进行外科手术，将工作中心转

至向人们讲解人体罹患心脏病的真正原因。伦德尔博士写了两本书：《心脏病的治

疗》和《胆固醇的惊天大谎》，还有关于心脏病和适当的人体营养的讲座与文章。

关于伦德尔博士的更多信息，请访问：TheCureForHeartDisease.net。

罗伯特·卢斯蒂格，医学博士

罗伯特·卢斯蒂格（Robert Lustig）博士是加利福尼

亚大学旧金山分校（UCSF）内分泌科的儿科教授。他是一

位神经内分泌学家，负责研究肥胖和糖尿病患者并提供相

关的临床治疗。卢斯蒂格博士于 1976 年毕业于麻省理工

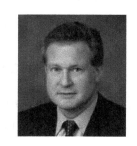

学院，1980 年获得康奈尔大学医学院的医学博士学位。1983 年，他在圣路易斯儿童医院完成了儿科住院医师培训。1984 年，他在加利福尼亚大学旧金山分校完成了临床研究员培训课程。此后，他在洛克菲勒大学做了 6 年的神经内分泌研究助理。卢斯蒂格博士先后出版了许多学术专著。2013 年，他出版了一本名为《打破常规：战胜糖分、加工食品、肥胖和疾病》（*Fat Chance: Beating the Odds against Sugar, Processed Food, Obesity, and Disease*）的书，其灵感来源于他在 YouTube 上发布的《糖分：痛苦的真相》（*Sugar: The Bitter Truth*）视频讲座。目前，该讲座以将近 400 万的浏览量在网络上广为传播。卢斯蒂格博士还是非营利性组织"可靠营养研究所"的主席，这个组织实质上是一个致力于改善人类食物供应的智囊团。关于卢斯蒂格博士的更多信息，请访问：profiles.ucsf.edu/robert.lustig。

克里斯·马斯特约翰，博士

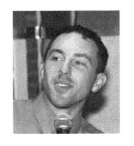

克里斯·马斯特约翰（Chris Masterjohn）博士是"胆固醇与健康"网站的创建者。该网站致力于宣传"高营养、高胆固醇"天然食品的益处，以及胆固醇在人体中扮演的许多重要角色。他撰写了几本通过同行评审的出版物，重点关注脂溶性维生素、血脂、脂肪性肝病和心脏病。他拥有康涅狄格大学的营养科学博士学位，目前在伊利诺伊大学担任博士后研究助理，专注研究维生素 A、维生素 D 和维生素 K 之间的相互作用。他在本书中的论述仅代表他个人的观点，并不一定反映了伊利诺伊大学的立场。关于马斯特约翰博士的更多信息，请访问：Cholesterol-And-Health.com。

唐纳德·米勒，医学博士

唐纳德·米勒（Donald Miller）博士是华盛顿大学医学院的外科教授和前心胸外科主任。他拥有哈佛医学院的医学博士学位，并在纽约哥伦比亚长老会医疗中心接受了心脏手术培训。之后，他搬到西雅图，并于 1975 年加入华盛顿大学（UW）外科系。目前，他在西雅图退伍军人管理局医疗中心负责指导心胸外科项目，并教授华盛顿大学心胸外科的住院医师如何进行心脏手术。米勒博士开展了关于饱和脂肪、维生素 D、碘、氟化物和硒的研究项目，撰写了相关学术文章，并发表在 LewRockwell.com 上。他还出版了两本关于心脏手术的书：《冠状动脉搭桥手术实践》（*Practice of Coronary Artery Bypass Surgery*）和《心脏手术图集》（*Atlas of Cardiac Surgery*）。他在第三本专著《手中的心脏》（*Heart in Hand*）中介绍了亚瑟·叔本华的哲学思想以及他作为一名心脏外科医生的生活。关于米勒博士的更多信息，请访问：DonaldMiller.com。

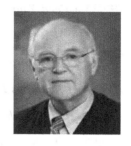

拉凯什（洛基）· 帕特尔，医学博士

拉凯什（洛基）· 帕特尔（Rakesh "Rocky" Patel）博士是亚利桑那州太阳私人诊所的所有者，其执业资格获得美国全科医学委员会的认证。他在 1991 年获得了密歇根大学的人类学和动物学学士学位，并于 1995 年获得了韦恩州立大学医学院的医学学位。1998 年，帕特尔博士在密歇根州迪尔伯恩市的奥克伍德医院和医疗中心完成了他

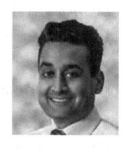

的全科医疗住院医师培训项目，并担任首席住院医师。自 1998 年以来，他一直在自己的私人诊所工作，主要从事糖尿病和心脏病的早期检测与预防。关于帕特尔博士的更多信息，请访问：AZPrevention.com。

弗雷德 · 佩斯卡托雷，医学博士

弗雷德 · 佩斯卡托雷（Fred Pescatore）博士是一位受过系统培训的医生，专攻营养学研究。他是国际公认的健康、营养和减重专家。他撰写了《纽约时报》

畅销书《汉普顿饮食法》(*Hamptons Diet*)，还出版了畅销儿童健康书《好好喂养孩子》(*Feed Your Kids Well*)。佩斯卡托雷博士的其他书包括《一劳永逸减肥法》(*Thin for Good*)、《过敏和哮喘的治疗》(*The Allergy and Asthma Cure*)、《汉普顿饮食法食谱》(*The Hamptons Diet Cookbook*)，以及《细菌促健康法》(*Boost Your Health with Bacteria*)。关于佩斯卡托雷博士的更多信息，请访问：DrPescatore.com。

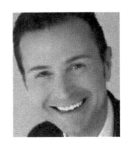

乌夫·拉文斯科夫，医学博士、博士

乌夫·拉文斯科夫（Uffe Ravnskov）博士是丹麦的一名独立研究员，同时也是多个国际科学组织的成员。他曾在瑞典做过私人医生。近年来，他因质疑脂质假说的相关科学共识而声名狼藉。他目前仍是瑞典医学会杂志（*Läkartidningen*）专家委员会、国际科学监督委员会、国际脂肪酸和脂质研究协会的成员。此外，他还是国际胆固

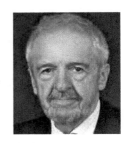

醇怀疑论者网络（THINCS）的发言人。他出版了3本关于胆固醇的书，其中包括《胆固醇神话》(*Cholesterol Myths*)、《忽略尴尬：胆固醇神话如何存续》(*Ignore the Awkward: How the Cholesterol Myths are Kept Alive*)、《脂肪和胆固醇对你有好处》(*Fat and Cholesterol Are Good for You*)。关于拉文斯科夫博士的更多信息，请访问：Ravnskov.nu/Cholesterol.htm。

斯蒂芬妮·塞内夫，博士

斯蒂芬妮·塞内夫（Stephanie Seneff）博士是麻省理工学院计算机科学和人工智能实验室的高级研究科学家。她拥有麻省理工学院生物学学士学位和食品营养学辅修学位，以及麻省理工学院电气工程和计算机科学博士

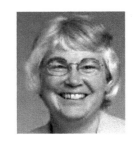

学位。她是多篇学术论文的第一作者，其主要学术观点为：含有"低微量营养素和高碳水化合物"的饮食会导致代谢综合征和阿尔茨海默病，而缺硫、环境毒素和阳光照射不足是心脏病、糖尿病、关节炎、胃肠病和自闭症等现代许多病症与疾病的主要诱因。她是温斯顿·A.普莱斯基金会论文集的固定撰稿人，而该基金会最近授予塞内夫博士"科学诚信"奖。关于塞内夫博士的更多信息，请访问：people.csail.MIT.edu/seneff。

凯特·沙纳汉，医学博士

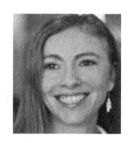

凯特·沙纳汉（Cate Shanahan）博士是一名全科医生，也是美国长寿和营养研究的权威专家。在康奈尔大学完成生物化学和遗传学的学习之后，她花费了 20 年时间深入研究工业成分（能够干扰新陈代谢、基因表达、关节功能、大脑健康和骨骼发育）对人体的影响和跨代影响。她出版了两本书：《深层营养：为何你的基因需要传统的食物》和《食物规则：健康饮食指南》。沙纳汉博士曾为洛杉矶湖人队设计新的饮食方案。目前，她正在改进健康食物，力图使之比含糖运动饮料更受欢迎，从而帮助全球成年人和儿童维持身体健康。关于沙纳汉博士的更多信息，请访问：DrCate.com。

肯·斯卡瑞斯，理学学士、内外全科医学士、澳大利亚病理学家皇家学会会员、澳大利亚临床生物化学协会会员、科学院院士

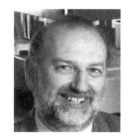

肯·斯卡瑞斯（Ken Sikaris）博士是澳大利亚墨尔本大学的理学和医学硕士。他还曾接受化学病理学专科医生的培训。之后，他在墨尔本圣文森特医院（St Vincent's Hospital）担任化学病理学主管，具体职责包括监管一个专门的脂质（胆固醇）实验室。他还参与脂质研究，并在脂质诊所工作。在过去的 20 年里，他一直为私营病理公

司工作，每天监管着涉及数千名患者的血液检测工作。目前，他在全球第三大病理学公司 Sonic Healthcare 工作，担任临床支持服务总监一职。此外，他还是墨尔本大学病理学系的副教授。关于斯卡瑞斯博士的更多信息，请访问：MPS.com.au/about-us/pathologists/pr-list/dr-ken-sikaris.aspx。

帕蒂·西瑞塔里诺，博士

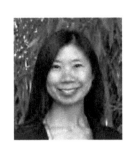

帕蒂·西瑞塔里诺（Patty Siri-Tarino）博士是奥克兰儿童医院暨研究中心的在职心脏和营养中心的在职助理科学家和项目主管。她致力于将营养研究融入社区，并通过教育和技能培训（包括正念和冥想）使人们能够幸福地生活。她的研究专长领域为胰岛素抗性和肥胖相关的血脂异常机制。西瑞塔里诺博士已经设计并进行了若干临床试验，旨在评估可调节脂质分布的饮食和药物。最近，她与其他专家一起出版了若干学术著作，重新评估了饱和脂肪与心血管疾病风险之间的关系。西瑞塔里诺博士拥有塔夫茨大学生物学和德国区域研究学士学位，荷兰伊拉斯姆斯大学流行病学硕士学位，哥伦比亚大学营养博士学位。关于西瑞塔里诺博士的更多信息，请访问：CHORI.org。

马克·西森

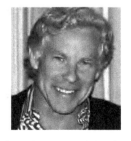

马克·西森（Mark Sisson）是低碳水饮食运动的领军人物，也是进化型健康、健身和营养方面的专家。他是一位著名的研究员、作家和演讲家，致力于提供健康、健身和减重的可持续解决方案。他是亚马逊畅销书《原始蓝图》（*The Primal Blueprint*）的作者，也是原始营养公司（Primal Nutrition, Inc.）的创始人和首席执行官。该公司的主要产品是健康教育材料和改善生活方式的营养补充剂。西森拥有威廉姆斯学院（Williams College）

生物学专业的学士学位。作为一名优秀的耐力运动员，他在 1980 年美国国家马拉松锦标赛中位列第五名（2 小时 18 分 1 秒），并在 1982 年夏威夷铁人三项赛中获得第四名的好成绩。关于马克·西森的更多信息，请访问：MarksDailyApple.com。

盖里·陶比斯

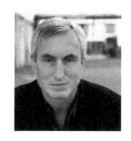

盖里·陶比斯（Gary Taubes）是《科学》杂志的特约记者。他的作品曾刊登于《大西洋》《纽约时代杂志》《时尚先生》和《全面最佳科技写作精选》（2010 年版）。他曾先后三次获得美国科学作家协会颁发的社会科学新闻奖，成为唯一获得如此殊荣的报刊记者。目前，盖里·陶比斯担任加利福尼亚大学伯克利公共卫生学院辖下的伯克利伍德约翰逊基金会的卫生保健政策研究员。他撰写了《纽约时报》畅销书《好卡路里，坏卡路里》（*Good Calories Bad Calories*）以及《我们为何发胖：我们应该如何减肥》（*Why We Get Fat And What To Do About It*），详细揭露了我们如何在饮食、减肥和健康方面受人误导的真相。盖里·陶比斯也是"营养学倡议组织"的联合创始人，这个非营利性组织旨在促进和资助各类严谨、控制良好的试验，解决诸多尚无定论的营养争议，从而明确回答下列问题：什么是健康饮食？关于盖里·陶比斯的更多信息，请访问：GaryTaubes.com。

以上就是我所找到的胆固醇领域的顶级专家。另外，我的合著者（埃里克·韦斯特曼博士）将在本书的"医生手记"部分中分享他的真知灼见。下列即为韦斯特曼博士的首篇医生手记。

埃里克·韦斯特曼的医生手记

我很高兴能与吉米·摩尔合著本书。这样一来，我们就可以帮助你了解你的胆固醇检测数值。我与吉米相交多年，亲眼见证了他惊人的变化。我可以用个人名誉担保：他十分了解胆固醇相关问题。

　　若我的一些专家朋友在"专家解析"中的用语太复杂以至于你无法完全理解，请不要担心：我将采用一种你在生活中能够掌握、接受和使用的语言，为你解读你需要知道的所有相关信息。不仅如此，本书附录还有一张方便查阅的术语表，可以帮助你在学习过程中了解更多的有用信息。那么，我们现在开始吧！让我们一起开启《胆固醇，其实跟你想的不一样！》一书的阅读之旅吧！

胆固醇的定义及人体为何需要胆固醇

几十年来，善意的医疗专业人士一直告诉我们"人体不需要胆固醇，胆固醇含量太多不利于人体健康"，并且还专门开发了攻克这一问题的药物疗法。因此，当你在本章中看到我关于人体为何需要胆固醇的论述时，你可能会觉得很好笑。不过，事实很简单：没有胆固醇，人体就无法存活。

专家解析

胆固醇对于人体而言必不可少。没有胆固醇，人体就无法存活。事实上，人体血液中的大部分胆固醇来自人体本身。我认为，很多人不清楚这一点。人们错误地认为，他们体内的大部分胆固醇来自食物。实际上，这并不是真的。人体内的胆固醇可合成雌激素、睾酮等激素，可进入肾上腺帮助合成激素，修复神经，生成消化脂肪的胆汁。它是人体细胞的重要组成成分，还可合成维生素 D，在人体内起着至关重要的作用。因此，人体真的需要胆固醇。人体内的胆固醇水平如果太低，也可能对人体健康产生负面的影响。

胆固醇水平太低是人体自身免疫病乃至癌症的征兆。

——卡西·比约克

专家解析

胆固醇是人体内最重要的分子之一：没有胆固醇，人体很快就会死亡。胆固醇关系着维生素 D 的生成以及许多重要性激素的形成；它是细胞膜的组成成分，也是胆汁（胆汁对人体乳化和消化脂肪的能力起到至关重要的作用）合成的必要成分。

——马克·西森

胆固醇是一种蜡状的、类似脂肪的物质，主要在肝脏中形成。对人类和动物的生命而言，胆固醇必不可少。没有它，我们的细胞就无法自我修复，我们无法维持适当的激素水平，我们无法从阳光中适当吸收维生素 D，我们无法调节体内的水盐平衡，我们也无法消化脂肪。是的，胆固醇还能改善记忆力，提高血清素（一种让我们快乐的化学物质）水平。听起来，胆固醇起着至关重要的作用，你不觉得吗？但是请等等，胆固醇还有更多的作用。

专家解析

从化学上讲，人体血液中的胆固醇与人体所摄入食物中的胆固醇是同一类物质，因为只有一种分子可以被认定为胆固醇分子。然而，这并不意味着人体内的大部分胆固醇来自食物。这是因为人体对胆固醇有一定的需求，但人体对胆固醇需求的调节相当严格。因此，如果我们摄入大量的胆固醇，我们的身体就不会产生胆固醇；如果我们摄入较少的胆固醇，我们的身体就会产生较多的胆固醇。大多数人血液中的胆固醇大部分源于自己的身体，他们所摄入的含有胆固醇食物的数量不会对他们血液中的胆固醇水平产生很大影响。虽然每个人摄入的胆固醇可能各不相同，但一般来说，饮食中的胆固醇从来不是血液中或人体中胆固醇水平的决定因素。

——克里斯·马斯特约翰博士

2013 年 4 月，我参加了美国肥胖症治疗医师协会在圣迭戈举行的医学会议。彼得·阿提亚（Peter Attia）博士当时作为发言人之一，在会上发表了一场名为"胆固醇内幕"（The Straight Dope on Cholesterol）（在 Google 上检索此关键词，可以查阅到阿提亚博士就此主题发表的 10 篇博客系列文章）的演讲。他提出了一个有趣的观点：通过饮食摄入的胆固醇只有 15% 被人体吸收和利用，而剩余的 85% 全被排出体外。于是，他得出了结论：人们通过饮食摄入的胆固醇与其血液中的胆固醇水平几乎没有关系。鉴于人们狂热地从饮食中消除富含胆固醇食物的行为，我当时真的很难理解阿提亚博士的这一观点。

你是否知道，胆固醇有一定的抗氧化特性，可以帮助你预防心脏病？这很讽刺，不是吗？人体内胆固醇水平升高的原因有很多：可能是人体对抗炎症的反应（详见本书第 2 章），也可能是人体某一部分出现异常（例如，甲状腺功能低下）的征兆。我们将在后面的章节讨论可能导致胆固醇水平升高的所有原因。现在，你需要知道的是，当你的免疫系统受到攻击时，胆固醇是一条主要的防御线。因此，通过药物降低胆固醇水平，可能会使你的身体无法抵御那些会严重损害健康的细菌。你是不是对胆固醇越来越感兴趣了？也许，只是有了一点兴趣？

专家解析

低密度脂蛋白（LDL）颗粒相当于人体的侦察兵或哨兵，负责探测细菌等外来威胁。低密度脂蛋白颗粒的蛋白非常不稳定，很容易发生氧化。一旦接触到细菌细胞壁的成分，它很快就会变成已氧化低密度脂蛋白，无法被吸收脂肪的细胞所吸收。不过，已氧化低密度脂蛋白能够被人体内的白细胞吸收，因此人体对那些能够氧化低密度脂蛋白的微生物产生适当的免疫反应。这就是已氧化低密度脂蛋白水平升高与许多健康问题有关的原因。因此，一旦你的已氧化低密度脂蛋白水平升高，就意味着你的体内有很多不应该存在的外来物质正在刺激你的免疫系统。

——保罗·杰米内

不过，我还是担心胆固醇会"堵塞"我的动脉

专家解析

我认为，仅从表象上看，当前盛行的胆固醇理论确实很有说服力。如果你挑开一段已堵塞的动脉，你就会发现内部有胆固醇。从这点上来说，胆固醇与心脏病的关系似乎一目了然。动脉粥样硬化斑块显然比胆固醇复杂得多。但是，胆固醇存在于已堵塞动脉内的不争事实，再加上某些高胆固醇与心脏病相关的证据，全都导致当前盛行的胆固醇假说变得十分合理，至少乍看之下确实如此。

——约翰·布里法博士

因此，人们就顺理成章地认为：摄入大量饱和脂肪和胆固醇会堵塞人体动脉，就像油污会堵塞厨房水槽下方的管道一样。哇，这真是一种形象生动的说法！但是，这样的论述大错特错，因为人体内的动脉与水槽下方的管道根本就是两码事。人体的正常体温大约是 37℃，饱和脂肪在这样的温度下会融化。这就好像你在炎炎夏日里放了一块黄油在屋前门廊上，过了不久，你就会发现门廊上有很大一滩融化的黄油。

专家解析

脂肪和胆固醇在人体内的输送方式十分有趣，它们没有直接从肠道进入

血液，而是通过淋巴结输送到通向心脏的大静脉。基本上，人体先将胆固醇和脂肪输送到心脏，确保心脏可以优先吸收胆固醇和脂肪，因为它知道心脏需要胆固醇和脂肪，所以必须首先保证心脏得到足够的脂肪和胆固醇。换句话说，心脏渴望得到饮食中的胆固醇和脂肪，肠道则优先将胆固醇和脂肪提供给心脏。这一事实明确告诉我们，心脏需要胆固醇和脂肪。相比之下，其他的营养物质在被身体各个部位吸收利用之前都直接进入肝脏。

——斯蒂芬妮·塞内夫

克利夫兰诊所的迈克尔·罗斯博格（Michael Rothberg）博士撰写了一篇名为《冠状动脉疾病如同堵塞的管道：一个概念错误的模型》（Coronary Artery Disease as Clogged Pipes: A Misconceptual Model）的文章，并发表于 2013 年 1 月美国心脏协会的科学期刊《循环：心血管质量和结果》（*Circulation: Cardiovascular Qualities and Outcomes*）。他写这篇文章是为了回应他在《纽约时代杂志》上看到的一则极具煽动性的健康广告。这则广告采用一张堵塞管道的图片来宣传一家心脏导管实验室。罗斯博格博士在文章中指出：是的，这张图片"简单、熟悉、令人印象深刻"。不过，他补充道，即便如此，"这也是错误的"。

安塞尔·基斯与脂质假说：错误信息的简史

专家解析

在朝鲜战争之前，没有人特别关注胆固醇，但战后，我们发现许多年轻人的体内有明显的动脉粥样硬化斑块。于是，所有人立刻开始兴奋地研究这个课题。我们很早就知道，动脉粥样硬化斑块含有胆固醇和其他细胞碎片，但我们直至此时才将注意力转向胆固醇。

——德怀特·伦德尔博士

专家解析

大多数心脏病专家认为，胆固醇是心脏病的头号诱因。如果现在是1963 年，那么这种观点还有一定的价值。

——威廉·戴维斯博士

1856 年，德国病理学家鲁道夫·菲尔绍（Rudolf Virchow）首次提出，胆固醇在人体动脉壁内的积聚会诱发动脉粥样硬化和心脏病。这一论断在1913 年获得了其他专家的支持。当时，俄罗斯病理学家尼古拉·安尼奇科夫（Nikolai Anitschkow）发现，给兔子喂食胆固醇，会导致兔子体内产生动脉粥样硬化斑块。（不过，兔子大多吃素食，在生物学上并不适合吃含胆固醇的食物，这一事实却从未有人提及。）1951 年，乔治·达夫（George Duff）和加德纳·麦克米利安（Gardner McMillian）在《美国医学杂志》上发表了一篇《脂质假说》（*Lipid Hypothesis*）的文章。于是，"抗胆固醇"理论像滚雪球一样愈演愈烈。

《脂质假说》一文引起了美国科学家安塞尔·基斯（Ancel Keys）的注意。这位科学家后来被公认是"胆固醇诱发心脏病"的假说之父。1956 年，美国心脏协会批准了安塞尔·基斯的《七国研究方案》。该研究旨在证明饮食中的脂肪和胆固醇会引起心血管疾病（顺便说一句，安塞尔·基斯当时正在推广一种目前仍被认为是健康的地中海饮食法）。我将在下面更深入地探讨安塞尔·基斯在胆固醇假说中所扮演的复杂而不幸的角色。不过，汤姆·诺顿（Tom Naughton）导演的滑稽又翔实的纪录片《胖头》（*Fat Head*）和盖里·陶比斯（本书撰稿作家之一）撰写的《纽约时报》畅销书《好卡路里，坏卡路里》中给出了关于安塞尔·基斯论断有缺陷的更多具体证据，并且他们都详细描述了安塞尔·基斯如何捏造数据来证明自己的假说。

随着美国国立卫生研究院在 1973 年至 1984 年期间出资支持冠状动脉一级预防试验（简称"CPPT 试验"），人们对膳食脂肪的诽谤达到了狂热的程度。CPPT 试验的结果显示，人们如果想要保持心脏健康，最好摄取低脂肪、低胆固醇饮食，并服用降胆固醇的药物。然而，这项试验存在缺陷，背后隐藏着不道德的阴谋，但它开始对人们洗脑。医生、政府、食品制造商和各个媒体都建议美国人大幅减少脂肪摄入量。在接下来的几十年里，所有关心自己健康的人都会顺从地遵循这个完全未经证实的建议。

基于 CPPT 试验的错误数据，美国国立卫生研究院未经任何验证试验草率地声明："我们已经证明降低血液胆固醇的价值……现在是时候进行治疗了。"美国心脏协会在另一份声明中响应了这一观点。两大机构一起鼓励制药公司开始研发降低血液胆固醇的药物，也就是后来的他汀类药物。毫不夸张地说，这就是人类医学史上最大的一次失误。直到 30 多年后的今天，我们仍然在自食其果。

安塞尔·基斯和 CPPT 试验的结论（即摄入饱和脂肪会导致胆固醇升高和动脉堵塞）一直无人推翻，这导致了一些意想不到的后果，其中一个严重后果就是，美国人的饮食习惯自此发生变化，而且绝大部分变化都导致美国人的整体健康水平进一步下降。美国农业部经济研究服务局在 1977 ～ 1978 年以及 2005 ～ 2008 年的统计数据显示，美国人切切实实地将脂肪摄入量从 85.6 克 / 天减至 75.2 克 / 天。同一时期，脂肪提供总热量的百分比从 39.7% 降到 33.4%。从那以后，美国人的肥胖症、糖尿病和心脏病的发病率又是如何呢？想必，你已经知道答案了：心脏病现在已是美国人的第一健康杀手。每年，有将近 100 万美国人心脏病发作。肥胖症和糖尿病已经成了美国人的流行病。仅仅是冠状动脉疾病的治疗费用现在就已经接近 1 100 亿美元 / 年，并且这笔费用仍在增长。

如果饮食中的脂肪和胆固醇是心脏病的罪魁祸首，那么我们今天所面临的局面又是怎么回事呢？答案显而易见：脂肪和胆固醇并不是罪魁祸首。新的证据显示，所谓的健康专家大错特错，但他们仍然坚持这种过时的、有害的说法。你可能已经发现，这些专家不喜欢被人质疑，也不愿承认自身过错；除非有确凿的证据摆在面前，否则他们绝不会改变看法。所幸的是，关于胆固醇真相的证据越来越多，尽管进度缓慢，但却扎扎实实。真相终将大白天下，只是时间早晚而已。

专家解析

膳食中的胆固醇并不是问题的根源。我在 1979 年 1 月《美国临床营养学杂志》上发表的一篇研究报告中已经进行了相关说明。我们在研究中发现，饮食摄入的胆固醇不会诱发心脏病。

——弗雷德·库默罗博士

你的头号健康倡导者是你本人

专家解析

聪明人与蠢人的做法完全不同。聪明人一开始就把健康掌握在自己的手中，因为他们已经看到我们当前所谓的"健康行为"根本不可行。我们的饮食有问题，因为我们有 70% 的人口存在超重和肥胖问题，2 900 万人患有糖尿病，7 500 多万人沦为糖尿病前期患者，不少人甚至不知道自己是糖尿病前期患者。我们意识到当前的措施完全无效，并且正在寻找其他办法来解决这个问题。这就是自己动手保健和自我监控将成为常态的原因。

——德怀特·伦德尔博士

我大力提倡人们应该为自己的健康负责。每个人都是独特的个体，有着不同的需求。不过，在健康方面，我们却被医学界当作试验的小白鼠。我明白为何许多人不再对自己的健康负责。这是因为"照着所谓专家说的去做"更加简单。然而，这显然行不通：科技总在不断进步，医学专家和营养专家无法跟上。他们如何能够解答所有问题？食品公司和药品公司并不在乎你是否健康。他们让你觉得他们的产品正在改善你的健康，实际却一心追求利润。很遗憾，事实确实如此。这是个无法回避的事实：如果你想要健康，那你就必须自己来实现！所以，你必须学习正确的健康知识，然后学以致用！你必须成为自身健康的最终仲裁者。

专家解析

大多数医生在遇到一个奉行低碳水高脂肪饮食法的患者时都会感到震惊。他们通常告诉患者，这样的饮食具有很大风险，很快就会导致患者死于心脏病。但是，如果患者在奉行低碳水高脂肪饮食法之后健康有所改善，如体重下降，体检指数正常，可以停用胰岛素和糖尿病药物等，那么患者就不用在意医生的警告。

——乌夫·拉文斯科夫博士

专家解析

我记得，早在20世纪60年代，食用猪油和肉上含有很多脂肪都不成问题。那时的甜食就像是一种犒赏。人们只在聚会和特殊场合才能吃到甜点，甚至喝点软饮料。

——肯·斯卡瑞斯博士

下面将详细介绍胆固醇检测和血液检测的相关术语。现在，你需要了解的一个术语是炎症。我们将在下一章讨论炎症问题。实际上，导致心脏病的罪魁祸首是炎症，而不是胆固醇。如果体内没有炎症，胆固醇就会在体内自由移动，永远不会在血管壁上积聚。当接触到毒素或人体无法处理的食物时，人体就会发生炎症。然而，所谓"人体无法处理的食物"并不是黄油、肉类和奶酪中的饱和脂肪，而是市面上销售的"有利于心脏健康"的食品。这是一个多么可怕的事实！说胆固醇是心脏病的诱因，就如同说消防员会引起火灾一样，实在荒谬至极！众所周知，身处事故现场，并不意味着就应该受到惩罚。

专家解析

　　"低密度脂蛋白胆固醇是造成心脏病的罪魁祸首"这一说法之所以长盛不衰，是因为这种说法不仅简单明了，而且符合医生的所知所信。他们觉得，没有必要把事情复杂化，也没有必要提高检测成本，这样才能获得最大利润。这一领域的权威人士倾向于认为，坚持"低密度脂蛋白胆固醇是造成心脏病的罪魁祸首"的说法能够让他们有利可图，也会让外人相信他们正在尽最大努力帮助患者。毕竟，误诊几个患者不过是生活中必须付出的一点代价而已。

——盖里·陶比斯

本章关键概念

> 人体需要胆固醇才能存活。
> 胆固醇对人体健康有许多重要作用。
> "动脉阻塞"的概念完全错误。
> 人们尽量减少脂肪摄入量，但心脏病发病率却在持续上升。
> 你才是你自己最好的健康倡导者。

第2章

CHAPTER2

忘记胆固醇，炎症才是罪魁祸首

专家解析

“胆固醇很危险”这一说法已深深植根于我们的文化。现在，胆固醇已自动成为心脏代谢风险的同义词。除非我们先改变对胆固醇的看法，否则我们很难让别人相信胆固醇不构成危险。坦白地说，因为我们似乎无法摆脱“胆固醇不利于人体健康”这一想法，所以我们首先需要说服大量医务人员改变常用术语。如果我们继续使用贬义的术语来描述胆固醇，人们就依旧无法看清事实。

——菲利普·布莱尔博士

专家解析

我们早就知道动脉粥样硬化是一种炎症性疾病。假如人体的内皮细胞没有炎症或受损，那么胆固醇就永远无法穿过我们的动脉壁，也永远不会停留在动脉壁上。

——德怀特·伦德尔博士

正如本书第 1 章所述，人们普遍相信的"胆固醇导致心脏病"这一说法缺乏实际证据。很多人可能仍然对此有所怀疑，这就对了。本书旨在鼓励你大胆质疑专家论断，并积极地维护自身的健康。

不过，质疑这一说法的人并不止韦斯特曼博士和我。越来越多的患者、医学界的有识之士（例如，本书中的许多特邀专家）都拒绝将"胆固醇导致心脏病"的假说当作一种科学论断。此外，注意"假说"一词，这就表明，关于"胆固醇导致心脏病"的说法从未得到证实！

专家解析

假如你在 20 年前问我，血液胆固醇水平是否至关重要，我会回答"是"。不过，时至今日，我的答案则会完全相反。为什么呢？这并不能说当年的我是一个坏人，而应该说我现在变成了一个好人。我当时并不是很了解科学，而现在的我对此更为了解。我曾被误导，但我没有故意误导任何人。不幸的是，我相信很多医疗专业人员都属于这一类人。

——约翰·布里法博士

至今仍有数百万人在担心胆固醇水平升高问题，这一点都不奇怪。你应该了解胆固醇检测结果的真正含义，包括哪些标志物最值得关注，如何通过改善标志物数值来使自己的身体状况达到最佳状态等。我将在后文一一做出解答。不过，首先让我们详细了解炎症——心脏病、中风和心血管疾病等疾病发病率上升的根本原因。

没有炎症的话，胆固醇就无法伤害我们

专家解析

当讨论炎症时，我希望了解是什么导致了炎症。如果患者的 C 反应蛋白

水平很高，我就想要找出导致炎症的根本原因以及身体受损的原因。吸烟、酗酒、摄入反式脂肪和加工过的胆固醇、高血糖、接触有害化学品、高血压和精神紧张都可能导致炎症。上述所有原因都无法得出"高脂肪饮食会引起炎症"这一结论，但许多可信赖的专业人士在讨论炎症产生的原因时，都会立即将矛头指向高脂肪饮食。

——卡西·比约克

大多数人听到"炎症"一词时，就会联想到脚踝扭伤或手臂摔破后受伤部位的红肿、灼热和疼痛。这种短时症状被称为急性炎症，是人体在受伤后的快速、直接反应，可加速伤口愈合过程。相比之下，慢性炎症的进展较慢，但危害较大，时间上可持续多年，主要由饮食不良、吸烟、睡眠不足、缺乏运动、精神紧张和肠道健康受损等因素引起。慢性炎症才是诱发心脏病的罪魁祸首。

专家解析

人们如果想要确定体内是否存在炎症，可以请医生检查一下他们体内的 C 反应蛋白水平。

——德怀特·伦德尔博士

首先说明一点：炎症有益于身体健康，它是抵抗细菌、病毒、真菌和毒素的绝佳天然屏障。体内的炎症只有在其水平长期升高时才会变得危险并危及生命。德怀特·伦德尔博士在 2012 年 3 月 "时代标志"（Sign of The Times）网站上发表的文章《心脏外科医生直言心脏病真正原因》（*Heart Surgeon Speaks Out on What Really Causes Heart Disease*）中强调了慢性炎症的重要性。伦德尔博士在文章中指出，在没有炎症的情况下，"胆固醇会自然地在整个身体内自由移动"。不幸的是，美国和西方国家的大多数人都存在慢性炎症问题。

埃里克·韦斯特曼的医生手记

我在医学院求学的时候，一位教授曾说过："在我们现在教你们的知识中，有一半都将被证明是错误的；但问题是，我们现在不知道哪一半才是错误的。"我想，现在是时候将"胆固醇不利于人体健康"这一概念归入那错误的一半知识了。

本书下面将介绍一项血液标志物：高敏 C 反应蛋白（hs-CRP）。这是一种重要的炎症标志物，可用于确定人体内是否存在慢性炎症（心脏病和其他健康并发症的原因）。因此，相比低密度脂蛋白胆固醇和总胆固醇水平等常测标志物，高敏 C 反应蛋白更为重要。所有医生或医学实验室都有能力检测出人体的高敏 C 反应蛋白水平，但我想，你可能从来没有听说过它。

所有的新证据都在表明，炎症是心脏病的主要原因，对抗心脏病关键的第一步是发现和治疗炎症，并改变患者的营养、锻炼和生活方式。然而，主流医学观点仍将心脏病归咎于胆固醇。本书下一章将讨论医学界的误导性建议。

本章关键概念

> 对于胆固醇相关的各类传闻都要持怀疑态度。

> 慢性炎症是诱发心脏病的主要因素。

> 胆固醇在人体内没有炎症的情况下不会在动脉中积聚。

> 高敏 C 反应蛋白水平是慢性炎症的重要标志物，但却很少被测定。

第 3 章

CHAPTER 3

主要健康组织对胆固醇的看法

专家解析

　　整个医疗系统都变得浮躁不安。他们提供的营养知识和心脏病风险因素极具误导性。他们构建的心脏病治疗系统实际上摇摇欲坠。问题在于一切都只因为真理尚处于萌芽阶段，因此，整个理论体系并非是故意捏造出来误导人们的。不过，不可否认的是，整个理论体系存在很多问题。我们很难提取常规血脂检测中 4 项指标的数据，也很难从中获得任何真实、有意义的信息。

——威廉·戴维斯博士

埃里克·韦斯特曼的医生手记

　　专家天真地认为，只要降低饮食中的胆固醇和脂肪，就可以减少动脉上的胆固醇和脂肪堆积。逻辑上，这就类似于我们看到太阳在天空中升起又降落之后，就假设太阳绕着地球转。在天文学家凭借着聪明才智和望远镜发现地球围绕着太阳转之前的很长一段时间里，"我们"一直相信太阳围绕着地球转！

　　各大健康组织在宣传关于胆固醇的各种误导性假设时都各有理由，我们将在后文进一步介绍相关内容。在此之前，让我们先看看美国最著名的一些健康组织对饮食、胆固醇和心脏病风险的观点，以及他们在这些问题上所固守的传统观念。

美国卫生和公众服务部（HHS）

　　美国卫生和公众服务部是美国政府的下属机构，表面上负责审查与健康有关的所有科学，在审查过后，确定能够取得最佳健康状态的最优行动方案。他们创办了美国国家胆固醇教育项目，旨在宣传胆固醇的相关知识和胆固醇的健康影响。可惜，他们所教的内容几乎无法改善我们的健康。

　　美国卫生和公众服务部认为：血液中的胆固醇"与罹患心脏病的概率有极大关系"，血液中的胆固醇水平较高是"心脏病的主要风险因素之一"。他们还补充道："血液中的胆固醇水平越高，你患心脏病或心脏病发作的风险就越大。"他们之所以做出如此明确的声明，是因为他们认为：当胆固醇开始在动脉壁中堆积时，动脉壁就会开始"硬化"（动脉粥样硬化）；动脉会慢慢变窄，导致血液无法流入心脏，最后导致动脉堵塞，这就是心脏病发作或心力衰竭的发病原因。因此，美国卫生和公众服务部敦促美国人采用所有必要手段降低胆固醇水平。

专家解析

　　我们不断受到一些信息的轰炸，这些信息一直鼓吹和维护着"胆固醇与心脏病有关"这一文化神话。过去 50 年里，人们一直在传播着这个神话，并一次又一次地加深这个神话的可信度。

——菲利普·布莱尔博士

美国疾病控制与预防中心（CDC）

登录美国疾病控制与预防中心的官网，单击"心脏病"，你就可以看到他们对心脏病的看法：当饮食中含有过多饱和脂肪和胆固醇导致血液中有"太多的"胆固醇时，你的动脉就会堆积很多的低密度脂蛋白胆固醇，从而导致血液无法流向你的心脏。疾病控制与预防中心还警告说，这可能会导致心脏病发作、中风，甚至死亡。所以，美国疾病控制与预防中心的工作人员也认为，食物中的饱和脂肪和胆固醇会导致我们的身体处于风险之中。他们还建议，人们应该减少脂肪和胆固醇的摄入量，从而降低低密度脂蛋白胆固醇水平以及罹患心脏病的概率。

专家解析

目前，健康领域中有很多洗脑性的言论。正如所有的卡路里皆不相同，所有的脂肪也都不一样，所有的胆固醇颗粒亦是如此。然而，普通大众容易受他人观点的影响，并未认识到这一点。我是一名科学家，而我对此非常了解。我的工作是将科学带给人们。有些人知道真相，但大多数人毫不知情，他们就成为营销人员眼中的"待宰的肥羊"。

——罗伯特·卢斯蒂格博士

专家解析

心脏病的相关传统观念过于简单和迂腐。公共健康机构（美国心脏协会等组织）在 20 世纪 70 年代和 80 年代开始提供饮食建议时，就给自己套上了枷锁。但是，科学是最不应该被套上枷锁的。所有伪科学的根源都在于：过早地将假设当作事实并一直为之提供支持。如果你如同医学界和公共卫生界那样完全按照这些假设采取行动，你就会止步不前，无法发现自己正在做的事情是否真的正确。

——盖里·陶比斯

美国心脏协会（AHA）

你可能会认为，美国心脏协会和其他同类组织应该始终掌握着与心脏健康有关的所有最新、最真实的消息。毕竟，市面销售的所有食物都贴有这个协会的标志（像一颗小心脏的图形），而这个标志微妙地暗示着：这种食物有益心脏健康。虽然美国心脏协会的官方人员确实承认胆固醇对人体有益，但他们同时声称：含有饱和脂肪和反式脂肪的食物会使血液中的胆固醇水平过高，进而导致心血管疾病。所以，他们建议，人们应该减少摄入此类食物，包括胆固醇含量较高的蛋黄。你知道蛋黄中含有多少人体必需的营养素吗？很多。然而，你是不是在想：与其吃了之后让胆固醇升高，还不如不吃它们？

专家解析

蛋黄的营养价值非常高。它含有100%的类胡萝卜素、人体必需的脂肪酸、人体必需的脂溶性维生素A、维生素E、维生素D和维生素K、90%以上的钙、铁、磷、锌、硫胺素、叶酸、维生素B_{12}、泛酸，以及人体必需的大部分铜、锰和硒。此外，蛋黄也是叶黄素和玉米黄质的极好来源。已有证据表明，叶黄素和玉米黄质能够高度预防黄斑病变（这种病变是老年人失明的主要原因）。由于大多数人不吃肝脏，蛋黄就成了胆碱的唯一来源。胆碱有助于预防脂肪肝，目前有1/3美国人患有脂肪肝。此外，一些动物研究表明，假如你在早年时摄入的胆碱比推荐的胆碱摄入量多 3 倍，那么你终生都不会患上阿尔茨海默病，而且你的记忆力和精神状态会出现重大改善。人们害怕蛋黄的主要原因是它们的胆固醇含量高，但是它们也含有其他相当重要的营养成分，其中一些营养成分很少存在于其他食物中。

——克里斯·马斯特约翰博士

埃里克·韦斯特曼的医生手记

我认为鸡蛋可能是最完美的食物。想一想：一个鸡蛋代表着一整只鸡，这就是一个完整的营养包呀！

美国医学会（AMA）

美国医学会是全球著名的医生组织，它向患者推出了"健康生活步骤"项目以及"美国人健康膳食"指南——美国农业部（USDA）也在其"我的餐盘"（MyPlate）营养指南中推荐了上述项目和指南。上述项目和指南提供了一些关于整体健康的明智建议：不吸烟、多吃蔬菜、多运动和少喝酒。不过，美国医学会在心脏健康方面的建议依旧是那些流行但错误的陈词滥调：选择低脂肪高碳水饮食。

专家解析

我们最初错在告诉人们要减少脂肪和饱和脂肪的摄入量，后来我们在胆固醇检测方面又一次犯错。不过，减少脂肪摄入量并不能降低患心脏病的风险。事实上，采用低脂饮食会导致很可怕的代谢紊乱症状，例如血糖过高、高血糖症、空腹血糖升高、胰岛素抵抗、腹部脂肪增多、高血压、代谢综合征和具有遗传易感性的糖尿病。

——威廉·戴维斯博士

梅奥诊所（Mayo Clinic）

梅奥诊所在其官网上非常明确地表示：动脉是否健康取决于动脉能否保持柔韧和弹性。这个说法十分准确。他们还解释道，对动脉施加压力，会使动脉壁变厚、变僵硬，从而限制血液流向心脏等重要器官。这个说法也完全没问题。然而，梅奥诊所的医生声称"动脉硬化"或动脉粥样硬化是由"动脉壁内和动脉壁上的脂肪和胆固醇堆积"引起的。他们在脂肪和胆固醇摄入方面所传播的也是错误的传统观念。你抓到重点了吗？

专家解析

我们反对的是"膳食脂肪会堵塞动脉"这一说法。即便是了解"炎症才是问题所在"的脂质学家们都仍然在讨论脂蛋白颗粒的数量，就好像脂肪内固有的一些东西会堵塞我们的动脉。这种做法是错误的。动脉堵塞的真正原因在于：脂蛋白失去了将脂肪输入细胞和组织的功能。所以，不同于水槽下方的管道，我们的动脉并不会被脂肪堵塞。众所周知，脂肪并不会在动脉中的脂蛋白颗粒之间穿梭。由此可见，上述说法有多么荒谬。脂肪会被脂溶性的脂蛋白完全包裹，不会像红细胞那样堵塞我们的动脉。

——凯特·沙纳汉博士

克利夫兰诊所（Cleveland Clinic）

著名的克利夫兰诊所声称：低密度脂蛋白胆固醇水平升高是"心脏病的主要原因"。该诊所的研究人员认为：低密度脂蛋白胆固醇会导致"脂肪在我们的动脉中堆积，进而减少或阻碍心脏所需的血液和氧气的流通"。他们在官网上说，当发生这种情况时，你会感到胸痛并可能会心脏病发作。他们对于心脏病预防的主要建议是：采用所有必要手段来降低低密度脂蛋白胆固醇水平，包括积极使用药物治疗手段（例如他汀类药物）。

克利夫兰诊所的研究人员还补充道："所有人（无论男女，无论年龄几何，也无论是否已知自己患有心脏病）都必须拥有较低的低密度脂蛋白胆固醇水平，这极其重要。"他们认为，低密度脂蛋白胆固醇的健康水平应在100 毫克 / 分升以下。他们还说，为了得到"更好的结果"，建议我们将体内的低密度脂蛋白胆固醇水平降到 60 毫克 / 分升。有趣的是，他们还鼓励降低人体内的 C 反应蛋白水平。C 反应蛋白是炎症的主要标志物，我们在上一章已详细讨论过。然而，他们并没有指出降低 C 反应蛋白水平和降低低密度脂蛋白胆固醇水平哪个更重要。

专家解析

看起来，无论你如何改变低密度脂蛋白胆固醇颗粒，它们都会变成动脉粥样硬化的病因。这似乎支持了胆固醇假说，因为所有低密度脂蛋白胆固醇颗粒都富含胆固醇。所以，当他汀类药物在 20 世纪 90 年代初开始发挥作用时，人们一致认为：如果我们的身体停止产生低密度脂蛋白胆固醇颗粒——无论通过何种手段——那么我们患心脏病的风险将会下降。

——肯·斯卡瑞斯博士

如你所见，上述所有备受推崇的健康组织（它们都是健康领域公认的权威机构）在心脏病的病因方面都形成了统一战线。他们宣传的信息为：摄入饱和脂肪和胆固醇会导致低密度脂蛋白胆固醇增加，进而导致人们更容易心脏病发作和中风。为了避免这种情况，我们可以减少饱和脂肪和胆固醇的摄入量，降低我们的胆固醇水平；假如通过饮食还不足以将胆固醇降到理想水平，那么我们应该服用处方药。

如此之多的医生、营养师和知识渊博的大拿众口一词，这对患者而言是多么喜闻乐见的事情。不幸的是，所有这些信息都基于错误的推理预测。在下一章中，我们将进一步了解医学界中越来越多的反胆固醇假说运动。

专家解析

　　胆固醇一直被污蔑为心脏病风险上升的诱因。多年来，我们已经了解到二者之间的关系：说得好听点是不紧密，说得难听点是完全不相关。然而，尽管新的证据不断证明这一点，但人们还是倾向于相信自己多年来接收到的信息或医生告诉他们的信息。少数错误的假设催生了一些被曲解的数据，导致公共政策制定部门急于找出导致心脏病的罪魁祸首——这就是我们至今仍无法摆脱的"胆固醇导致心脏病"假说的起源。某些时候，我们很难开口说胆固醇有益于身体健康。

——马克·西森

埃里克·韦斯特曼的医生手记

　　我乐观地相信：我们总有一天会无所顾忌地告诉患者，食物中的胆固醇有益于身体健康，因为我们身体的某些重要功能需要脂肪才能发挥，并且胆固醇能够让我们有饱腹感。我们在《新阿特金斯饮食，给新的你》这本书的"脂肪是你的朋友"（Fat is Your Friend）一章中阐述了相关内容。

本章关键概念

> 各大健康机构已形成了支持"胆固醇导致心脏病"假说的统一战线。
> 他们会让你相信摄入饱和脂肪对健康有害，它会导致胆固醇升高。

第4章

CHAPTER 4

医生正在质疑抗胆固醇理论

专家解析

在过去10年中，我们发现，抗胆固醇理论不过是大型制药公司精心编造的大型骗局。胆固醇与动脉粥样硬化无关，这就解释了为何新近罹患心脏病的患者中有超过一半人的胆固醇水平都处于正常水平或远低于正常水平。

——杜安·格拉韦林博士

这可是天大的好消息！的确，医学界和营养学界的改变遇到了很多的阻力。然而，也有越来越多的开明医生和营养师正在质疑抗胆固醇理论的可靠性和准确性。他们已经观察到降胆固醇策略对他们的患者、客户甚至他们本身的身体健康改善毫无效果。那么，将时间和精力投入到“胆固醇导致心脏病”这一假说是不是纯粹在浪费时间？有些人开始这么认为。

专家解析

由于涉及金钱利益，胆固醇神话仍在继续。他汀类药业是一个如此庞大、盈利的产业。这个行业的所有人都不想美梦破灭。我觉得，这个行业中肯定有很多人知道他汀类药物对健康无益，但他们仍然选择对此守口如瓶。我不相信他们毫不知情，因为在我看来，真相是如此显而易见。胆固醇神话其实很好懂。虽然这一假说大错特错，但人们很容易理解并相信高胆固醇会堵塞动脉并导致心脏出现问题。他汀类药物的最大卖点就是能够降低胆固醇水平。事情就是这么简单。然而，胆固醇神话在太多方面都存在错误。

——德怀特·伦德尔博士

在本书的引言部分，我引用了《美国心脏杂志》在 2009 年 1 月公布的一项研究。该研究检测了 2000 年至 2006 年间因心血管疾病而入院的 136 905 名患者的胆固醇水平。结果显示：近 75% 患者的低密度脂蛋白胆固醇处于"健康"范围之内，其中近一半患者的低密度脂蛋白胆固醇水平都处在"最佳"水平（低于 100 毫克 / 分升）。此外，超过半数患者的高密度脂蛋白胆固醇（所谓的"好胆固醇"）水平较低，这被认为是一种坏的迹象。这很有意思，不是吗？所有一流的健康组织都在告诉我们：心脏能否健康取决于我们能否将低密度脂蛋白胆固醇水平降得越来越低；然而，上述研究却显示：大部分心脏病患者实际上拥有公认"健康"的低密度脂蛋白胆固醇水平。那么我们为什么还在诋毁低密度脂蛋白胆固醇呢？

一个主要原因是这其中有金钱纠葛。宣传降胆固醇神药（他汀类药物）的广播广告和电视广告几乎无孔不入。这些广告并没有提到制药公司正在花费数百万美元来迂回地（不仅仅通过广告）向公众推销此类药物。医生和医院若是向我们推销他汀类药物，就会获得一定的奖励（金钱等）。最受欢迎的他汀类药物包括立普妥、可定和舒降之。对于开出此类药方的医务人员来说，它们就是一台巨大的赚钱机器。

专家解析

使用他汀类药物降低胆固醇水平这一做法所带来的金钱利益使得"降低胆固醇水平是治疗心脏病的主要手段"这个观点深入人心。遗憾的是，98%的心脏病专家都选择了同流合污。他们从中获得了巨额利润，然后用这些钱去奥兰多度过无数个美妙的假期并且享受了无数可口的晚餐。对于那些推销他汀类药物的人来说，他汀类药物可以为他们的很多东西买单。这个产业年产值高达 290 亿美元，仅此一点就能让许多人奋不顾身地隐瞒这场胆固醇"战役"的真相。这也让我们走进了对心脏病的成因一无所知的死胡同。

——威廉·戴维斯博士

专家解析

他汀类药物服用起来很方便，也能稍微解决一些问题。此外，它确实能够降低某些指标的数值，而人们都喜欢看到可测量的某些指标的数值正在下降。当这些指标的数值确实下降时，你可能会收到祝贺。有时候我会想，如果人类已经决定就这么任人愚弄，那么我还是放弃吧！

——马尔科姆·肯德里克博士

服用他汀类药物的患者需要了解这么一个事实：他汀类药物能够人为地降低胆固醇水平，但它们无法预防心脏病发作、中风或心血管疾病。他汀类药物也会引起相当多危险的不良反应（下一章将详细介绍）。但是，假如你的胆固醇水平已经升高，你的医生给你的第一个建议更不应该是药物治疗。事实上，有的医生向所有患者都推荐他汀类药物，他们中甚至有人建议在人们的水源中放入他汀类药物！即便你的医生提到了改变饮食习惯和生活方式，他们也几乎不可避免地建议你在做出改变的同时服用他汀类药物。你不觉得这很奇怪吗？为何没有医生考虑不开这种处方药？为何也没有医生质疑这种明显不起什么作用的疗法呢？

专家解析

毫无疑问，大家对胆固醇的看法正在改变，因为有相当多的医生、心脏病专家等医疗专业人士都在公开反对传统的胆固醇理论。现在似乎有越来越多的人正在质疑传统的胆固醇理论。我认为，胆固醇理论不会突然消失，因为它有利可图，所以肯定会有人坚定不移地支持它。不过，现在至少有人在质疑。互联网上也有各种反对胆固醇假说的意见和论断。整个医学领域已经对外开放，更多的人可以对接收到的健康信息提出质疑。总体而言，我乐观地认为：我们正在缓慢但坚定地了解真相，人们最终将从中受益。

——约翰·布里法博士

医生值得我们尊重，但他们在胆固醇的认知上也被误导

别误会我的意思。老实说，我相信大多数医疗专业人员都不会伤害患者。我非常尊重医生、护士和注册营养师。问题在于，他们接受的教育并没有与最新的科学和知识同步。健康专业人士中的许多人可能在开始执业之后，就因为工作繁忙或甚至仅仅是因为懒惰，暂时停止了在健康知识方面的学习。于是，他们只能固守数十年前的医学理论，这对他们的患者和客户而言都是有害的。这就是胆固醇假说以及所谓的"胆固醇导致心脏病"谬论产生的根源。

专家解析

在我印象中，大多数医生都不了解胆固醇与心脏病之间的真正关系。这就导致了他们只能接过制药公司代表递过来的文献，用它来做科学教育。这进而导致他们非常难以对患者的真实身体状况进行合理的评估。

——菲利普·布莱尔博士

　　瑞典医生和研究员乌夫·拉文斯科夫博士（本书的特邀专家）对缺乏确凿科学证据来证明胆固醇假说的事实感到沮丧。于是，他在 2001 年创办了一个名为"国际胆固醇怀疑论者网络"（THINCS）的组织。该组织的成员包括来自世界各地的德高望重、志同道合的科学家、学者和科学作家，他们都质疑"高胆固醇导致心血管疾病"这一说法。

　　"我很快就意识到，我应该告诉我的同行和公众——我们这么多年来接收到的都是具有欺诈性和误导性的信息。于是，我在 2001 年创办了国际胆固醇怀疑论者网络。"乌夫·拉文斯科夫博士在接受专访时说道。截至 2013 年，大约有 100 名（不包括匿名成员）教授、资深研究人员和记者加入了国际胆固醇怀疑论者网络。由于担心失去研究经费，匿名成员一般情况下都选择不公开支持国际胆固醇怀疑论者网络。由此可知，无论当局的观点有多么过时，反对它们都如此艰难。

专家解析

除非现有的教授们去世或退休，否则胆固醇假说就不可能会被颠覆。

——乌夫·拉文斯科夫博士

胆固醇水平和心脏病的发病率之间没有相关性

　　苏格兰医生马尔科姆·肯德里克博士是国际胆固醇怀疑论者网络的其中一名重要成员，也是 YouTube 视频《胆固醇和心脏病》的原创作者。该视频仅 78 秒，以图片的形式，反驳了世界卫生组织发布的"多国心血管疾病趋势及其决定因素监测"（MONICA）报告中"胆固醇导致心脏病"假说的相关数据。除此之外，该视频还显示，澳大利亚原住民的心脏病发病率最高，但胆固醇水平却最低；瑞士原住民的胆固醇水平高居全球第一，但瑞士原住民中的心脏病患者数量只有英国心脏病患者数量的 1/3。

专家解析

　　饱和脂肪摄入量、胆固醇水平和心脏病之间绝对没有关联。就所有国家而言，关于此问题的最准确研究是世界卫生组织从 20 世纪 80 年代中期就开始开展的"心血管疾病趋势及其决定因素监测"。假如你看到此研究的一些数据，你会很容易发现，在饱和脂肪摄入量最高的国家中，居民的胆固醇水平会偏高，但他们的心脏病发病率较低。我们讨论的可是 700% 的差异！居民饱和脂肪摄入量最高的国家是法国，法国居民的平均总胆固醇水平是 215 毫克 / 分升，但他们的心脏病发病率是乌克兰人的心脏病发病率的 1/7。相比之下，乌克兰人的饱和脂肪摄入量不及法国人饱和脂肪摄入量的一半，并且乌克兰人的平均胆固醇水平比法国人的平均胆固醇水平略低。所以，根据这些数据，我们可以看出：在居民心脏病发病率方面，饱和脂肪摄入量最高的国家低于饱和脂肪摄入量最低的国家。各国居民胆固醇水平在 195 ～ 225 毫克 / 分升左右，其中瑞士的平均胆固醇水平最高，达到 225 毫克 / 分升，但瑞士居民的心脏病发病率在欧洲国家中位居倒数第 2，仅为美国居民心脏病发病率的 1/4。

——马尔科姆·肯德里克博士

　　拉文斯科夫博士曾在他的著作《胆固醇神话》中指出：在他汀类药物出现之前，研究员们已经开展了 40 多项研究试验，旨在确认降低胆固醇水平是否有助于预防心脏病。结果好坏参半。有些研究结果显示：胆固醇水平下降会导致致死心脏病发作的发病率下降，但另外一些研究结果则显示：胆固醇水平下降会导致致死心脏病发作的发病率上升。所有这些研究结果经整合后的数据显示，相比未接受治疗（即降胆固醇治疗）的对照组，接受治疗的受试者的死亡人数基本相同。然后，当人们发现销售降胆固醇药物（如他汀类药物）可以赚钱时，类似的研究瞬间销声匿迹。我有一位英国朋友贾斯汀·史密斯（Justin Smith）（他拍摄了不容错过的纪录片《他汀金钱王国》）

说道：制药公司和医学界突然有了价值"290亿美元"的理由，因此他们全都选择沉默。至今还没有人来打破这种沉默。

专家解析

人们为了降低胆固醇水平而服用他汀类药物实际上会导致他们的肝细胞死亡。当死亡的肝细胞达到一定量时，血液中的胆固醇就会减少。胆固醇水平自然也会下降。不过，这样做简直就像个闹剧！

——弗雷德·库默罗博士

随着越来越多的证据反驳"胆固醇导致心脏病"的理论，越来越多能够独立思考的医生和健康专家开始反对这些所谓的"假说"或"理论"。可惜又可悲的是：人们固执地相信"胆固醇导致心脏病"的理论，并在确切数据已经证明上述理论并不合理的情况下，仍然奉之为事实。普通大众理不应该受到欺瞒，他们有权立即得到诚实的答复。本书下一章中，我们将深入探讨他汀类药物的营销诡计及其显而易见的毁灭性不良反应。

专家解析

胆固醇检测数值99%与心脏健康无关，因为胆固醇不是心脏病的危险因素。因此，谁在乎你的胆固醇水平是多少？胆固醇水平确实与心脏病有关，但并不是心脏病发生的主要因素。

——德怀特·伦德尔博士

埃里克·韦斯特曼的医生手记

医学院多年来一直在教授胆固醇假说，好似胆固醇才是心血管疾病的真正成因，这才导致大多数健康专业人士相信这个假说是真的。有这么一种说法：大多数医生都根据他们在医学院所学的知识来进行医学实

践。我们需要通过交流会议和继续教育计划来培训已经执业的医疗健康
人士。

本章关键概念

> 认同"胆固醇导致心脏病"假说的医生正在采用数十年前的医学知
  识来治疗患者。

> 大多数心脏病患者的胆固醇水平都"正常"。

> 高胆固醇水平与心脏病发病率上升之间没有任何联系。

> 他汀类药物已成为高胆固醇的首选治疗方案。

> 在引入他汀类药物之前，关于降低胆固醇和预防心脏病之间相关性
  研究的结果好坏参半。

> 许多医生正在怀疑"胆固醇导致心脏病"假说。

> 患者必须向宣传"胆固醇导致心脏病"假说的医疗机构提出质疑。

第5章

CHAPTER5

他汀类药物：灵丹妙药，抑或合法销售的毒药

专家解析

在他汀类药物出现之前，真的没有什么药物能够较大幅度地降低胆固醇水平（降幅只能在10%～15%）。然而，他汀类药物可以将胆固醇水平降低30%～40%。因此，如果患者认为高胆固醇水平会导致冠心病，那么你应该就不会疑惑他汀类药物产业为什么能够发展到如今这样庞大的规模（数十亿美元）。

——唐纳德·米勒博士

过去几十年的科技发展既令人兴奋，也令人敬畏。在此期间，我们见证了YouTube、Facebook、Twitter、iPod、iPhone、iPad、蓝牙、USB接口、X-Box、Wii和赛格威（Segway）等技术的诞生。所有这些炫酷的全新设备和技术进步都有其缺点，但都利大于弊。要是医药行业的设备和技术发展也能够使利大于弊的话，那不是很好吗？20世纪90年代中期，辉瑞制药公司（Pfizer Pharmaceuticals）推出了用于降低胆固醇的他汀类药物：立普妥（阿托伐他

汀）。此药一经上市就引发了市场轰动，也迅速成为人类历史上最赚钱、最畅销的药物。

专家解析

"他汀类药物能够治愈一切疾病"这一观点是错的，已经有报道说明这些药物在拯救患者性命方面并无多大作用。有许多证据能够证明我们并不需要服用他汀类药物。

——弗雷德·佩斯卡托雷博士

当看到他汀类药物被许多人称为有益心脏健康的灵丹妙药并且每年都能制造数十亿美元的收入时，其他制药公司迅速投入他汀类药物的生产大潮，制药行业的所有人都想从中分一杯羹。如今，人人身边都有朋友或家人（甚至就是你本人）正在服用这些所谓的有益心脏健康的药物。我曾经是其中的一员。

专家解析

如果我们把一些非常容易患上某种疾病的人聚在一起，然后让他们服用他汀类药物，那么他们的身体可能会因此而有所改善。这种改善的效果可能不大，但确实有。然而，这些改善效果并不能归功于胆固醇水平的下降。人们一直都在用错误的镜头来观察心脏病。

——威廉·戴维斯博士

不仅我要停止服用他汀类药物，建议所有正在服用他 汀类处方药的患者都要停止服用他汀类药物

2004 年，在我成功减掉 180 磅体重之前，我的医生给我开了立普妥来治疗我的高胆固醇。我当时患上了病态性肥胖症，我的总胆固醇水平达到了 230 毫克 / 分升，而医生告诉我：我的总胆固醇水平已经超过 200 毫克 / 分升，非常危险。我敢说，这世界上还有其他数百万的人也被告知了同样的事情，并且大多数医生都会自然而然地开出他汀类药物作为降低胆固醇水平的第一道防线。

不过，谁来告诉我：为什么总胆固醇水平为 201 毫克 / 分升的人会比总胆固醇水平为 199 毫克 / 分升的人更容易罹患心脏病呢？很少有医生或医疗从业者会与患者讨论这个问题。当然，大多数患者也不会询问这个问题。一般来说，医生怎么说，他们就怎么做。是的，我们会乖乖地服用一些自身完全不了解的药物，而这些药物对我们的身体很可能弊大于利。

专家解析

人类天性懒惰。这是人类进化过程中的一个简单事实。当某种方法看起来更为简单时，人类就会选择走捷径。我们知道，在绝大多数情况下，稍微改变一下饮食习惯并适当锻炼对降低心脏健康风险的影响远远超过他汀类药物，因为他汀类药物只会带来大量的不良反应。

——马克·西森

我想向你介绍 6 个人，他们都从医生处接到了关于服用他汀类药物的建议。看看你的情况是否和其中一人或多人相似。

尼克·P.（Nick P.） 49 岁，男，佛罗里达州奥兰多人，总胆固醇水平为 268 毫克 / 分升。他现在的低密度脂蛋白胆固醇水平为 164 毫克 / 分升，高密度脂蛋白胆固醇水平为 72 毫克 / 分升，甘油三酯（血脂）水平为 53 毫克 / 分升。在尼克的上述指标达到健康水平之前，他的医生一直向他推销他

汀类药物。医生说他患了高胆固醇血症。这种症状其实是一种骗人的、夸大的症状。它仅仅表示患者的胆固醇水平高于所谓"专家们"设定的最佳水平。务必记住，高胆固醇本身并不是一种疾病，但尼克的医生坚持认为服用他汀类药物可以帮助人们"更加长寿、更加健康"。

谢丽尔·F.（Cheryl F.） 59 岁，女，加利福尼亚州卡尔斯巴德人，总胆固醇水平为 255 毫克 / 分升。她目前的低密度脂蛋白胆固醇水平为 181 毫克 / 分升，高密度脂蛋白胆固醇水平为 58 毫克 / 分升，甘油三酯水平为 80 毫克 / 分升。谢丽尔说，当她从医生那里拿到胆固醇检测结果时，她的医生并没有和她讨论为何她的数值这么"差"，以及改变饮食结构和生活习惯是否有助于改善各项指标的数值。她的医生只是给她开了一种他汀类药物，没有做进一步解释。有趣的是，当她拒绝服用他汀类药物时，谢丽尔的医疗保险公司给她打了一个预先录制好的电话，并在电话中建议她尽快遵从医嘱，服用他汀类药物。这通电话还补充说，服用他汀类药物对于她的健康而言至关重要。随后，那家保险公司又给谢丽尔寄了一封信，努力表明高胆固醇会导致心脏病，并提供了一份全彩色的"教育性"的简报（里面包含了一张充满斑块的动脉的图片）来证明他们的观点是正确的。你看，熟悉的一幕再次上演。联系谢丽尔的并不是随访医生，而是那些为了利用无知患者牟利而散布恐慌和误导性信息的保险公司。

鲍勃·H.（Bob H.） 69 岁，男，阿肯色州哈里森人，他在 2004 年听从医生的建议服用了立普妥（剂量：10 毫克 / 天）。他服用的剂量每年都在上升，并在 2007 年达到了 40 毫克 / 天。不过，在他的关节疼痛和肌肉疼痛变得越来越严重之后，鲍勃于 2012 年开始停止服用立普妥。当他将这一决定告诉医生时，医生的第一反应是大失所望。2013 年初，鲍勃再次检测了他的胆固醇水平，发现他的总胆固醇水平升高至 215 毫克 / 分升。医生办公室的一名护士建议他继续服用低剂量的他汀类药物。当鲍勃拒绝了这一建议，并质问医生为何一直给他推销会让他浑身疼痛的药物时，医生告诉他，如果他不按照规定给高胆固醇患者开他汀类药物，那么他就会受到医学委员会的惩罚。这理由听起来确实耐人寻味。

艾琳·S.（Erin S.） 55 岁，女，亚利桑那州弗拉格斯塔夫人，总胆固醇水平为 251 毫克 / 分升。她现在的低密度脂蛋白胆固醇水平为 160 毫克 / 分升，高密度脂蛋白胆固醇水平为 78 毫克 / 分升，甘油三酯水平为 65 毫克 / 分升。在她拿到检测结果之后，一名执业护士把她叫进办公室"讨论"她的指标数值。当那名护士表达对她身体的担忧之后，艾琳要求进行粒度测试（参见本书第 9 章的具体介绍），这种测试能够直观体现她的胆固醇颗粒情况。检测结果显示，她的总胆固醇水平回到了 217 毫克 / 分升，其中低密度脂蛋白胆固醇水平为 145 毫克 / 分升，高密度脂蛋白胆固醇水平为 71 毫克 / 分升，甘油三酯水平为 42 毫克 / 分升。她的低密度脂蛋白胆固醇颗粒都是大而蓬松的 A 型颗粒（也被视为好颗粒），而不是小而密的 B 型颗粒（也就是坏颗粒）（再次强调一下，不用担心不理解这些术语，我们很快就会解释什么是低密度脂蛋白胆固醇颗粒）。尽管如此，那位护士还是建议艾琳必须立即开始服用他汀类药物，以预防心脏病发作。由于艾琳自学了一些相关知识，所以她拒绝了护士的建议。但是，医生或护士撒下的怀疑种子具有很强大的力量，大多数人做不到像艾琳这样自信。

大卫·P.（David P.） 22 岁，男，乔治亚州肯尼索人，总胆固醇水平为 204 毫克 / 分升。他现在的低密度脂蛋白胆固醇水平为 138 毫克 / 分升，高密度脂蛋白胆固醇水平为 56 毫克 / 分升，甘油三酯水平为 52 毫克 / 分升。这位年轻小伙子因为胆固醇检测结果显示他的胆固醇"偏高"，而遭受到医生办公室中一名体重超标的护士的严厉批评。那名护士还告诉他，如果他不将饮食调整为低脂饮食（即吃大量的蔬菜、健康的全谷类食物、水果和瘦肉）的话，医生就要给他开他汀类药物了。脂肪和胆固醇又一次被视为不利健康的物质，而他汀类药物被当作最终的治疗手段。

多蒂·W.（Dottie W.） 55 岁，女，肯塔基州列克星敦人，总胆固醇水平为 240 毫克 / 分升。她目前的低密度脂蛋白胆固醇水平为 155 毫克 / 分升，高密度脂蛋白胆固醇水平为 65 毫克 / 分升，甘油三酯水平为 98 毫克 / 分升。多蒂在几年前被确诊有高胆固醇，她的医生当时就给她开了立普妥。她从来没有服用过立普妥，因为她的其他指标数值都处在标准范围之内。她的医生一直坚持要求她服用他汀类药物。不过，当她询问是否可以进行更加高级的胆固醇检测时，她的医生解释说，这样的检测仅适用于具有心脏病家族史的人，并且这项检测不在医疗保险的承保范围。多蒂不知道更好的办法，也没有进行胆固醇筛查。一周后，医生办公室的人员给多蒂打了个电话，再次向他推销立普妥。这次，他们告诉她，她有"高胆固醇家族病史"。毋庸置疑，这种压力让多蒂感到非常沮丧和愤怒。

专家解析

　　服用他汀类药物来治疗胆固醇，类似于去掉火焰上的浓烟后就以为自己已经灭了火。

　　　　　　　　　　　　　　　　　　　　　　——德怀特·伦德尔博士

他汀类药物为何成了降胆固醇的首选方案

　　他汀类药物如今在美国无处不在，这一现象令人不安。当然，此类药物确实有利于一些人——那些觉得其他更有效、更天然的方法（例如，改变饮食习惯和生活方式）比较麻烦的群体。然而，他汀类药物目前已经成了医生的首选方案、最佳治疗手段，而不是万不得已时才采用的治疗措施。尽管事实上，这些药物虽然被吹捧为可治愈一切疾病的灵丹妙药，但它们却无法阻止美国居民心脏病发病率的上升。心脏病仍然是美国无论男性还是女性的头号杀手，并有望在 2020 年之前，成为一种全球性的流行病。医生和医学研究人员应该开始关注胆固醇水平上升的根本原因以及胆固醇上升对患者健康产生的影响，而不是给患者开药方，人为地让患者体检报告上的胆固醇水平看起来漂亮。

专家解析

他汀类药物没有先解决胆固醇水平上升的根本问题，因此无法自然地降低胆固醇水平。胆固醇升高可能只是炎症的一种症状，而炎症发生的原因才是心脏病的根本成因。这是我向我的患者传递的信息的核心。胆固醇增加有助于治疗我们血管中出现的任何伤害。当胆固醇水平过高时，我们不应该感到恐慌，而应该强迫自己仔细检查身体出现了什么问题。

——卡西·比约克

康奈尔大学的研究人员在 2013 年 3 月《普通内科医学杂志》(*Journal of General Internal Medicine*) 上发表的一项研究报告显示：他汀类药物泛滥和已确诊高胆固醇患者数量上升等现象的幕后推手可能是他汀类药物的电视广告。大家都花点时间想一想，假如你从一则商业广告中得知服用降胆固醇的药物可以降低你心脏病发作或中风的风险，接着，你的体检结果显示你的胆固醇水平偏高，那么你会不会很自然地同意服用这类药？我们没必要在这里自欺欺人。

这些广告的目的就是希望你向自己的医生咨询这些药物，因为制药公司早已经派出他们英俊潇洒或貌美如花、衣着考究的医药代表去说服医生相信此类药物的作用！这种潜意识洗脑是他汀类药物及其他药物直面消费者进行营销的目的。讽刺的是，我们不允许烟草公司在电视上刊登广告，因为我们已经证明香烟会导致疾病和死亡（当然，我赞同这条规定）；然而，我们却允许制药公司通过电视广告来推销众所周知会导致严重甚至致命不良反应的药物。你是不是觉得这很疯狂？相信我，不止你一个人有这样的感受。

专家解析

大多数人都没有意识到他汀类药物不只是阻止胆固醇产生那么简单。它们最终会导致低密度脂蛋白受体将低密度脂蛋白胆固醇运输到细胞内。如果你的低密度脂蛋白受体不能正常工作，那么这是因为他汀类药物没有很好地改善你身体的缘故。

——大卫·戴蒙德博士

人们过度低估他汀类药物的不良反应

我在 21 世纪初服用了立普妥，那段时间里，我感到极度疲劳、记忆模糊、关节和肌肉疼痛及精神不振。2004 年初的一个下午，我在教堂里参加一场篮球选拔赛，当我正跳起来准备抢篮板时，我感觉我的大拇指出现了一阵疼痛——这是我经历的最糟糕的事情。我的手肿得很高，于是，我自己开车去了急诊室。医生说我有很深的组织淤伤。但我当时做的唯一的事就是在篮球比赛中抢个篮板而已，我都不知道自己抢过多少个篮板了。但是我的指关节已经退化到抓个球都会受伤的地步。从我目前所了解的知识来看，我相信，如果我当时没有服用他汀类药物，这种事情根本不会发生。

当我向曾经给我开立普妥的初级保健医生抱怨这种药带来的不良反应时，他说他会给我开"更好"的药，那就是可定。换了药之后，我依旧得忍受之前经历过的许多不良反应，因为可定只是另外一种他汀类药物而已。在此我得提一下，我的体重在 2004 年之前已经减了 100 磅，并在 2004 年持续下降。几个月后，我决定停止服用他汀类药物。我终于解脱了！目前，我已经停止服用他汀类药物近 10 年，但我发誓我至今还能感受到它们对我的指关节的影响。

专家解析

一些关于他汀类药物不良反应的研究报告尚未公之于众。因此，你现在应该对那些只吹捧他汀类药物积极作用的医学文献持怀疑的态度。医生对此的解释是，开这些药不会出事的。这完全是错误的。从我们见过的他汀类药物不良反应以及他汀类药物中断的基本代谢途径来看，服用他汀类药物的患者可能 100% 出现了不良反应，只不过他们没注意到而已。我们知道他汀类药物正在扰乱这些患者的新陈代谢，破坏他们的身体健康。然而，这些不良反应可能会在数年后才会表现出来。

——菲利普·布莱尔博士

　　我的一位博客读者在 2012 年 10 月时让我注意到了一个危险的趋势：制药公司正在转变他汀类药物的主要营销方式，即从"医生推销"模式（这个模式已经大获全胜——大多数医生相信了他汀类药物的功效）转变到"医疗保险公司推销"模式。现在，他们正在通过胆固醇假说"宣传"来锁定目标客户。伊利诺伊州蓝十字蓝盾保险公司（Blue Cross Blue Shield of Illinois，简称"蓝十字蓝盾公司"）在 2012 年 9 月的员工月度时事简报《蓝色愿景》中滔滔不绝地宣传了他汀类药物的功效和安全性。该篇简报指出，"减少血液中的胆固醇"会降低"我们罹患心脏病、心脏病突发和中风的风险"。文中还补充道，我们需要他汀类药物来减少体内的低密度脂蛋白胆固醇，并将低密度脂蛋白胆固醇错误地描述为"在血液中循环并经常沉积在动脉壁上的胆固醇脂肪"。

　　那篇简报中的信息极具误导性。但是，蓝十字蓝盾公司是一家非常有名的公司。所以，那些不明真相的人会听从他们的建议也就不足为奇了。那篇文章给我留下印象最深的是"他汀类药物是安全的"这一说法，这好像在说他汀类药物没有任何风险。是的，蓝十字蓝盾公司确实承认他汀类药物有一些不良反应，但他们说的是"服用他汀类药物对身体的好处远远超过不良反应的发生概率。"

　　蓝十字蓝盾公司不可能知道他汀类药物不良反应的一个重要原因是：从未有人彻底研究过他汀类药物的不良反应。我曾听说，服用他汀类药物的患者中只有 5% 会出现严重的不良反应，但网上论坛上却有很多人在抱怨这种药物的不良反应（例如，《我好讨厌立普妥》(*Taking Lipitor and Hate It*)），其中包括一些令人毛骨悚然的真实事件。医学期刊《内科医学年鉴》(*Annals of Internal Medicine*) 曾发表的一篇关于他汀类药物使用的研究报告显示：在 100 000 名服用他汀类药物的受试者中，17% 的人声称出现了不良反应，而这 17% 的人中有 2/3 的人最终选择停止服用他汀类药物。

专家解析

他汀类药物在人体内有几种不同的作用机制，这些作用机制可能会降低心脏病风险，但对胆固醇无任何效用。例如，他汀类药物具有抗炎作用，而炎症是心血管疾病发病的关键基础过程。现在的医生习惯先将患者的胆固醇降到一定的水平，但这种方法的有效性实际上并没有经过检验。事实上，在没有心脏病史或中风史的 100 名患者中，可能只有 1 人需要接受预防心脏病的治疗。对于这名避免心脏病发作的患者来说，这种治疗当然是好极了，但这对于其余的 99 名没有获得任何好处的患者来说呢？请务必记住，他汀类药物的不良反应十分常见。有些人预估他汀类药物出现不良反应的概率为 20%。因此，他汀类药物立刻变得不像别人经常吹嘘的那样神奇。

——约翰·布里法博士

专家解析

目前有数亿人的身体健康受到了他汀类药物的侵蚀，这太可怕了。

——斯蒂芬妮·塞内夫

专家解析

他汀类药物能够将自己融合到人体内的线粒体中，使得线粒体出现永久性缺陷。因此，服用他汀类药物几乎就像往体内引入恶性肿瘤一样。这就是服用降胆固醇药物的人的健康出现（即便在他们停止服用这类药很久后）灾难性破坏的原因。

——菲利普·布莱尔博士

我觉得自己非常幸运：他汀类药物给我带来的不良反应仅是一点点疼痛。不过，杜安·格拉韦林博士（美国国家航空航天局的宇航员以及本书特邀专家）就没我这么幸运了，他汀类药物导致他的健康情况不断恶化，给他带来了噩梦般的经历。1999 年 3 月，格拉韦林博士开始服用他汀类药物来治疗其高胆固醇。他的年度体检结果显示，他的总胆固醇水平为 270 毫克 / 分升。当时的他认为（就像他的几乎所有医界同事一样）胆固醇会导致心脏病。事实上，他是一名全科医生。因为"相信胆固醇会导致动脉粥样硬化"，他曾使用"一种接一种的胆固醇药物来治疗他的患者"。当他开始服用立普妥（剂量：10 毫克 / 天）来治疗高胆固醇问题时，他没有提到任何立普妥的不良反应。格拉韦林博士赞同美国国家航空航天局医生对立普妥的看法，并很高兴地看到他的胆固醇数值下降了一半。

但是，两个月之后，他首次患上了一种罕见的疾病——短暂性全面性遗忘症（TGA）。这种疾病会阻碍新记忆的形成，并导致大脑记忆部分丧失。是的，在他开始服用立普妥 6 周后，他的总胆固醇水平下降至 115 毫克 / 分升，但随后他就被迫和一群从未听说的短暂性全面性遗忘症急诊医生一起坐在了急诊室。格拉韦林博士直到 6 个小时（期间一名神经科医生给他做了一次检查）之后才知道自己的身体发生了什么事情。

专家解析

要让其他人了解他汀类药物的问题的最佳方式是：让其知道他汀类药物的诸多不良反应。当一名年纪比较大的患者告诉医生他的肌肉出现疼痛时，医生通常会回答他：这很正常，老年人都会出现这种症状。对于患者的记忆丧失，医生也会如此回答。药物治疗的不良反应通常会立即出现。然而，患者服用他汀类药物之后，可能在几个月后才会出现不良反应。所以，无论是医生还是患者，都没意识到导致不良反应的是他汀类药物。但是，如果这些症状在患者停止服用他汀类药物后就立即消失了，那么医生就无法再说服患者继续服用他汀类药物了。

——乌夫·拉文斯科夫博士

专家解析

20 世纪 90 年代早期（人们开始证明他汀类药物值得服用）进行了一项骇人听闻的研究：研究人员让心脏病患者服用他汀类药物。这项研究降低了长期死亡率和短期（如 30 天）死亡率。不过，这并没有多大的意义，因为研究人员并没有足够的时间来改善受试者的胆固醇代谢，更不用说消除患者体内已形成斑块中的所有胆固醇。这项研究相当神秘，因为它没有消除受试者动脉斑块中的胆固醇。这多少为他汀类药物增添了神秘色彩。

——肯·斯卡瑞斯博士

格拉韦林博士告诉他的神经科医生：他正在服用立普妥，而他的神经科医生对此的回复也很干脆："他汀类药物不会导致这种不良反应。"这位大脑专家告诉他的患者继续服用立普妥，但格拉韦林博士已经"起了疑心"，并在研究他自己的身体状况之后决定停止服用立普妥。他和大约 30 名医生和药剂师讨论了服用他汀类药物与认知损伤之间可能存在的联系，但这些医生和药剂师都跟他说：二者之间没有任何联系。

几个月后，也就是 2000 年 3 月，格拉韦林博士到国家航空航天局的医生那里检查。这次，那里的医生依旧坚持让格拉韦林博士服用立普妥，但把剂量减半至 5 毫克 / 天，而格拉韦林博士同意了。两个月后，格拉韦林博士的短暂性全面性遗忘症又发作了，并且持续了 12 个小时。等他醒来后，格拉韦林博士发现自己已经躺在了急诊室。这次发作后，格拉韦林博士知道他对他汀类药物的怀疑是合理的。他开始自己研究他汀类药物，看看其他服用此类药物的人是否也正在经历类似的不良反应。

短暂性全面性遗忘症极其罕见，但大多数正在服用他汀类药物的人都出现了各种认知损伤（例如，意识错乱或定向障碍），这些症状经常被归咎于患者年纪过大。患者年龄越大，人们就越会笑他记忆力不好。不过，只要想想有数千万正在服用他汀类药物的患者，我们就不得不怀疑自己是否弄错了玩笑对象。开药方的医生是真的了解此类药物会带来一些不良反应但却选择不告诉他们的患者，还是他们其实也和患者一样对他汀类药物一无所知？要不是后果太过严重的话，无论是哪种情况，我都会觉得太滑稽了。

专家解析

我只会向那些不愿意改变饮食习惯的患者推荐他汀类药物。这就是他汀类药物对不遵守良好饮食习惯的患者的用处了。

——杰弗里·格伯博士

格拉韦林博士一直在其出色的教育网站 SpaceDoc.com 上警告人们他汀类药物的危害。他还写了 4 本关于他汀类药物不良反应的书——《立普妥：记忆小偷》(*Lipitor, Thief of Memory*)、《他汀类药物的不良反应》(*Statin Drugs Side Effects*)、《他汀类药物损害危机》(*The Statin Damage Crisis*) 以及《他汀类药物的黑暗面》(*The Dark Side of Statins*)。在过去 10 年里，格拉韦林博士已通过自然的手段，即采用低碳水化合物和高脂肪饮食法（包括：经常喝全脂牛奶、食用真正的黄油和全蛋），使其胆固醇水平下降到了 200 毫克／分升。但是，自患上短暂性全面性遗忘症开始，他的认知能力衰退症逐渐发展成了肌萎缩侧索硬化症（ALS），又名卢伽雷氏病（Lou Gehrig's disease）——他认为，他之所以患这种病，绝对是因为他的医生给他开了他汀类药物。

　　格拉韦林博士告诉我说，肌萎缩侧索硬化症使他"慢慢地变残疾"，并且他将"很快就只能依靠轮椅出行"。他还在担心目前大多数人完全没有意识到他汀类药物"必然会给身体造成的不良反应"，其中包括他汀类药物对大脑关键功能的干扰。"这些他汀类药物在阻断辅酶 Q10 和多萜醇等维持生命所必需的生物化学物质的同时，阻断胆固醇"，格拉韦林博士说道，"胆固醇对记忆的影响已有完整记录。胆固醇对我们大脑中每个记忆突触的形成和功能都至关重要。有成千上万的人可以作证，当我们的身体内没有胆固醇时，我们的记忆也会随之消失。"

　　据格拉韦林博士解释，由于辅酶 Q10 和多萜醇（长链不饱和有机化合物）能够提供细胞能量（所以它们经常被描述为"细胞发电厂"），我们的身体会利用它们来构建线粒体。如果这些对正常身体功能至关重要的化合物都被清除了，格拉韦林博士说道，"那么我们的身体会出现损伤和突变，而我们也会患上肌病、神经病、数百种他汀类药物相关的肌萎缩侧索硬化症和器官损伤（例如肝炎和胰腺炎）"。

　　格拉韦林博士说，自他汀类药物被引入以来，短暂性全面性遗忘症和肌萎缩侧索硬化症的发病率一直呈上升趋势，但很少人会将他汀类药物与这两种疾病联系起来。所以，他将发生在自己身上的惨剧揭露出来，提醒人们降胆固醇药物的严重危害。可惜，如果医生和患者都不去自学这些知识，一切都不会改变。与此同时，如果你目前正在服用他汀类药物或你已经 50 岁以上了，那么请暂时通过饮食补充辅酶 Q10。丹麦的一项研究发现：补充辅酶 Q10 可以使心力衰竭患者的死亡率下降一半。任何一家药房都会卖辅酶 Q10，虽然它的售价有点高，但是它给我们健康带来的回报会让我们为它花的每一分钱都变得很值。

专家解析

有证据表明，服用他汀类药物会提高动物患心脏病和出生缺陷的风险，并会降低认知功能。但是这个证据并不怎么有力，因为大家的注意力都集中在了那些高胆固醇的人身上。

——克里斯·马斯特约翰博士

为什么他汀类药物治疗可能对女性无效

关于他汀类药物必要性的争论多得可以写成一整本书了，但有令人信服的证据表明：他汀类药物对女性的治疗效果低于其对男性的治疗效果。挪威有几名研究人员对 52 000 名受试者展开了为期 10 年的研究，并将该研究结果公布在了《临床实践评估杂志》(*Journal of Evaluation in Clinical Practice*)（2011 年 8 月）。该研究结果表明："胆固醇水平高"（高于 270 毫克 / 分升）的女性因心脏病、心脏病发作或中风而去世的概率比胆固醇水平低（低于 193 毫克 / 分升）的男性因心脏病、心脏病发作或中风而去世的概率低大约 30%。

1 年前，《内科学文献》(*Archives of Internal Medicine*) 公布了 11 项随机双盲安慰剂对照研究的分析结果。这些研究结果显示，他汀类药物对女性的功效不及对男性的功效。事实上，服用他汀类药物的女性因各种原因（包括中风）而死亡的概率（也被称为"全因死亡率"）会更大。这些分析结果进一步表明：假如一名女性本来没必要通过服用他汀类药物来降低其胆固醇水平，但却这样做了，那么其患心血管疾病的风险会更高。天哪！

2012 年 6 月的《内科学文献》上发布的一项随机临床试验（受试者人数为 1 000 名）报告表明，女性在服用他汀类药物（来降低胆固醇水平）之后，会感到不同程度的疲惫和精力下降。所以，假如你是一名母亲或一名职业女性，且正在服用他汀类药物，那么当你出现前述症状时，千万不要觉得这是忙碌的生活造成的，这很有可能是那些所谓的健康降胆固醇处方药造成的。至少，这些研究都清楚地表明，我们不仅应该更深入地研究这些证据，还应该问一下，女性是否真的有必要降低她们的胆固醇。

哪些人应该服用他汀类药物

备受推崇的脂质学家托马斯·代斯普林博士在接受我的专访时全面披露：他是阿斯利康、瑞利安（Reliant）、雅培（Abbott）、默克、先灵葆雅（Schering-Plough）和赛诺菲－安万特（Sanofi-Aventis）等制药公司的发言人，也是雅培和瑞利安这两家公司的顾问。所以，他不会故意诋毁他汀类药物，并且他自然属于那个认为他汀类药物不良反应很小的阵营。即便如此，他也认为：改善心脏健康和胆固醇水平应该从改善生活方式开始。"大多数时候，饮食习惯和生活方式的改变会给我们造成巨大影响"，代斯普林博士在接受专访时说道，"我们让人们改变饮食习惯和生活方式时面临的最大问题是，每个人都以为改变饮食习惯和生活方式就意味着他们要做到低脂饮食。但他们其实更应该去咨询一名掌握最新知识，知道什么才是真正健康的生活方式（不一定是美国心脏协会所说的低脂饮食）的医生。"

专家解析

我从来没真正给我的患者开他汀类药物，因为我知道控制胆固醇的正确方式，以及胆固醇神话背后的真相与低碳水饮食方式息息相关。如果我们能够让人们坚持正确的饮食方式，那么他们患心脏病的风险就会大大降低。这也是我们在本书讨论的主题是改善心脏代谢风险，而不是胆固醇。不幸的是，"胆固醇会对心脏健康产生负面影响"这一说法在公共和医疗从业者的心中根深蒂固，但事实并非如此。

——菲利普·布莱尔博士

我们稍后将讨论最新的有关营养的信息。你只需要知道：决定放弃他汀类药物并尝试通过改变饮食习惯和生活方式来管理心脏健康的人们，必须在他们改变的过程中，保持高度谨慎和有条不紊的状态。"对大多数人来说，真正的问题在于，要怎样做才能改善自己的身体状况，"代斯普林博士说道，"如果你想一点药都不吃，那么你必须认真对待生活方式和饮食习惯的改变。"

专家解析

我的丈夫在 2007 年时需要服用高剂量的他汀类药物，这是我踏入这个领域的契机。我开始自学相关知识，而丈夫则将我学到的很多东西都付诸实践。他的医生坚持要他继续服用他汀类药物，但他在服用 1 年后就放弃了这种药，而且他现在身体很健康。刚开始时，他有点害怕吃富含胆固醇的食物（例如鸡蛋、鸡胗和海鲜），并在吃完这些食物之后，害怕做胆固醇检测。结果是，他的高密度脂蛋白胆固醇有所上升，低密度脂蛋白胆固醇有所下降，这些都是他从食物中摄入更多的胆固醇所带来的直接好处。如果我们从食物中直接摄入胆固醇，那么它最终不会变成低密度脂蛋白胆固醇。

——斯蒂芬妮·塞内夫

有些研究人员已经开始看到他汀类药物与患糖尿病和阿尔茨海默病的风险的上升，以及格拉韦林博士分享的关键营养素辅酶 Q10 的耗竭之间的相关性。俄勒冈州立大学的研究员在 2013 年 4 月《代谢综合征及相关疾病》上发表的一篇研究论文表明，辅酶 Q10 耗竭会直接导致患者患上由他汀类药物诱发的糖尿病。我的天哪！

我们认为能够降低胆固醇并保护心血管健康的最佳药物竟然会阻碍我们体内自然产生辅酶 Q10（一种关键的心脏健康营养素，能够降低我们患成人型糖尿病的概率），这难道不是很讽刺吗？确实如此。那么，我们为什么从来没听过他汀类药物厂家在他们那些华而不实的电视广告中提及这些？如你所想，广告中的真相也就那么多了。

专家解析

　　大家真的应该对自己正在做的事情感到自在，并了解有哪些更自然的方式。有的人相信技术或他们的心脏病专家对他们说的正确的做法。他们将制药技术的进步奉为健康之神，向其跪拜，将其当作信仰。与此同时，还有些人并不信任不断变化的技术，反而坚持采用更自然、更符合常识的方法来改善健康。请想清楚你要站在哪个阵营。以自然的手段改善健康状况，或以技术手段改善健康状况。如果你站在后一个阵营，那么你可能不会相信你听到的关于他汀类药物或胆固醇的任何负面消息，而且你将会花大量的钱去做各种检测和购买药物（相关讨论详见后文）。如果你相信自然的手段，那么找到一名与你的健康理念相符的医生，向其咨询。这一切可归结为自然与干预者两大阵营的对决。而我们的目标是让人们远离对药物的依赖并开始正确饮食。很多刊物都提到，心力衰竭患者不应该服用他汀类药物。但没有人关注这一点。而我只向有烟瘾且不想戒烟的男性心脏病患者推荐他汀类药物。

——凯特·沙纳汉博士

　　2007 年 5 月，加州大学圣迭戈分校的研究员比阿特丽斯·戈洛姆博（Beatrice Golomb）博士发布了她独立资助的"他汀类药物效应研究"（Statin Effects Study）的结果，这项研究首次检验和比较了患者对这些经过美国食品药品监督管理局认可的药物效应的反馈。在筛选了 4 100 多名受试者的回复之后，戈洛姆博博士及其研究团队发现：

◀ 出现"不良反应"的受试者大多服用了高剂量的他汀类药物。

◀ 不良反应在首次出现之后又会经常反复发作。

◀ 受试者在服用他汀类药物后经常出现的不良反应症状包括：肌肉疼痛、健忘、刺痛、灼热、麻木感和易怒（普遍）。

◀ 其他症状包括：情绪波动、梦魇、肝炎、胃痛、呼吸困难、多汗、体重增加、胸部肿胀、皮肤干燥、皮疹、阳痿和血压变化。

◀ 他汀类药物还会对尿液、肾脏功能和心脏中的蛋白质产生负面影响。

专家解析

普通人在身体出现任何问题之前，可以抽烟 30 年。人们服用他汀类药物的时间绝不超过 30 年。但是，你可以看看人们因为服用这些降胆固醇药物而对身体造成的潜在代谢灾难，真是惨不忍睹。我已经看到一些正在服用他汀类药物的患者出现一些令其身心衰弱甚至危及生命的严重不良反应。这些都是我作为一名非全职医生亲眼所见的事实。连我都看到了这么多的案例，那么这些药物究竟毒害或杀死了多少人？我告诉我的患者：他汀类药物可能会让你的生命延长 15 年；不过，这并不是说你会多活 15 年，而是说此类药物会让你觉得自己老了 15 岁。

——马尔科姆·肯德里克博士

　　研究人员在他们的分析结果中很快指出：所有这些症状可能是他汀类药物直接或间接导致的，它们只是受试者在服用他汀类药物后分享的自身的健康状况。"他汀类药物效应研究"的结果发表在《美国心脏协会杂志》（*Journal of the American Heart Association*）、《内科学文献》（*Archives of Internal Medicine*）、《对照临床试验》（*Controlled Clinical Trials*）和《内科医学年鉴》（*Annals of Internal Medicine*）等同行评审期刊上。更重要的是，所有给其高胆固醇症患者开这些药的医生都可以看到这项研究的结果（公开发表在 StatinEffects.info）。那么这些医生是否知道了这项研究结果呢？看起来没有：他汀类药物至今是高胆固醇和心脏病预防的主要治疗方式。

专家解析

虽然冠状动脉疾病的患者或手术患者在出院后应该服用他汀类药物，但让每位患者首先改善饮食方式这一做法完全合理。

——罗纳德·克劳斯博士

你应该认真地与你的医生讨论是否需要为了治疗你的"高胆固醇"而去服用他汀类药物。有证据表明，他汀类药物可能具备强大的抗炎作用，也许它们可以作为抗炎药物进行营销。特别是，越来越多的研究表明：拥有高胆固醇可能有利于（而不是不利于）降低心脏病风险。

一篇于 2005 年 10 月 12 日发表在《美国医学会杂志》（*Journal of the American Medical Association*）上的研究论文显示：1960 年至 2002 年间，20 岁至 74 岁人群的平均总胆固醇水平从 222 毫克 / 分升降到了 203 毫克 / 分升。目前公认的总胆固醇健康水平为 200 毫克 / 分升。50 岁以上人群的平均总胆固醇水平显著下降，值得欣慰；60 岁至 74 岁的美国人中，男性的平均总胆固醇水平从 232 毫克 / 分升下降到 204 毫克 / 分升，降幅为 12%；女性的平均总胆固醇水平从 263 毫克 / 分升下降到 223 毫克 / 分升，降幅为 15%。该篇文章的作者指出，1993 年至 2002 年期间，他汀类药物的使用量几乎增加了 2 倍，从 3.4% 上升至 9.3%。有趣的是，虽然总胆固醇水平下降了，但他们的甘油三酯水平正在逐渐上升。我们将在第 10 章进一步解释为什么这不是一件好事。

专家解析

胆固醇不是什么大问题。胆固醇是人体最重要的生物化学物质之一。炎症（而不是胆固醇）才是形成动脉粥样硬化的基础。

——杜安·格拉韦林博士

我们应该遵循的底线在哪里？假如你的胆固醇较高，但并没有心脏病，而且从未有心脏病发作的经历，那么就没有确凿证据证明你应该服用他汀类药物。实际上，它可能对你有害无益。在服用他汀类药物之前，请确保你已经尝试了所有自然饮食和生活方式方面的治疗方案。务必记住，即使在饮食方面，也有很多我们一直信以为真的观念正在被推翻。在本书下一章中，我们将了解典型的"有益心脏健康"的营养建议，以及这些建议（包括服用他汀类药物）为什么对我们弊大于利。

专家解析

你若去研究下有关他汀类药物的介绍就会发现，若只是胆固醇水平高的话，并不需要服用这些药物。往往，患者只有高胆固醇这一项问题，并未出现任何其他代谢综合征或任何心脏风险，但医生会主动给这些患者开出他汀类药物。

——大卫·戴蒙德博士

埃里克·韦斯特曼的医生手记

我一想到医学教育和目前的医疗系统让大多数医生都相信药物是治疗患者的唯一有效工具的时候就感觉不寒而栗。"胆固醇导致心脏病"假说深入医学教育体系，以及医学除了开药方以外再也没有时间尝试其他疗法等原因都为这样的事情创造了完美的环境。

本章关键概念

> 通过药物降低胆固醇涉及价值数十亿美元的产业。

> 总胆固醇水平超过 200 毫克 / 分升的患者经常会被推荐他汀类药物。

> 服用他汀类药物的不良反应比人们通常认为的更为普遍。

> 制药公司开始向保险公司传递"他汀类药物可促进心脏健康"这一消息。

> 研究表明，他汀类药物使用者出现了某些同样的不良反应。

第6章

CHAPTER6

有益心脏健康的真正含义是什么

专家解析

关于胆固醇最荒诞的一种说法是：我可以向你保证，只要你摄入大量的 ω-6 脂肪酸，你体内的低密度脂蛋白胆固醇含量和总胆固醇水平一定会下降。这种方法的确会降低你的低密度脂蛋白胆固醇含量和总胆固醇水平，使你的血液中的胆固醇水平飞速下降 13% ～ 18%，而你的医生也将为你取得的进步感到满意。然而，它却完全没有考虑你的心脏健康，让你的身体遭受着最狠厉的攻击。

——大卫·吉莱斯皮

你认为"有益心脏健康"一词的真正含义是什么？人们可能都赞同下列为"有益心脏健康"的行为：不吸烟、定期锻炼、保持血压正常和维持健康的体重。然而，是否所有人就"有益心脏健康"的最佳饮食达成共识？我们大量摄入外包装上印有"有益心脏健康"字样的食品，满心以为它们能够让我们的心脏跳得更久一些。不过，这些食物真的有这样的作用吗？

专家解析

当然，我们想要的最终结果是：不要患上心脏病、心源性猝死等疾病，也不必接受心脏支架手术或心脏搭桥手术。我们在本文中真正讨论的是：如何终止、预防和避免冠心病和动脉粥样硬化。如此一来，我们就不得不了解冠状动脉粥样硬化的发生机制。棘手的是，冠状动脉粥样硬化的致病原因不止 1 个，而是 300 多个。不过，我们不必一一研究这些致病因素，因为其中许多因素的重合度高到令人难以置信的程度。

——威廉·戴维斯博士

首先，我们做一个快速测试。你认为下列哪些食物"有益心脏健康"？

◀ 燕麦片

◀ 炒制坚果

◀ 蛋白

◀ 菜籽油、玉米油、红花籽油、花生油、芝麻油、大豆油和葵花籽油

◀ 不粘植物油喷雾（例如帕玛（Pam）植物油⊖）

◀ 脱脂奶酪

◀ 水果

◀ 脱脂牛奶或豆浆

◀ 豆类

◀ 人造黄油（令我难以置信的是，人造黄油竟然不是黄油，也不是倍乐醇（Benecol）或智能平衡（Smart Balance）等保健产品）

◀ 全麦面食

◀ 低脂酸奶

◀ 糙米

⊖ 此为美国一款不粘锅的控脂食用油喷雾。——译者注

◀ 脱脂饼干和薯片

◀ 鸡胸肉和其他瘦肉

◀ 蔬菜

◀ 脱脂沙拉酱或低脂沙拉酱

◀ 全麦面包和谷类食品

◀ 果汁

◀ 豆腐

接着，再看看下一张清单。你认为下列哪些食物"有益心脏健康"？

◀ 培根

◀ 全蛋

◀ 黄油

◀ 三文鱼

◀ 猪油

◀ 椰子

◀ 牛油果

◀ 全脂酸奶油

◀ 全脂牛奶和奶酪

◀ 牛肉或家禽的脂肪

◀ 猪肉

◀ 椰子油、鳄梨油和夏威夷果油

◀ 生坚果

◀ 杏仁、夏威夷果和榛子等坚果的果仁酱

◀ 全脂奶油干酪

◀ 黑巧克力

◀ 奶油

◀ 鱼油

◀ 不含淀粉的绿叶蔬菜

◀ 动物内脏

大多数美国人都会认为第一张清单中的食物"有益心脏健康",而第二张清单中的食物对心脏健康无益。你猜怎么着?事实恰恰相反。数十年来,医生、营养学家和健康专家一直在宣扬低脂和低胆固醇的饮食对健康有着多么神奇的功效。所以,即便你认为我的观点太过离谱,我也不会感到惊讶。然而,越来越多的证据再次证明我们这几十年来固守的传统观念并不正确。

埃里克·韦斯特曼的医生手记

我们正处于所谓的"思维模式转变"阶段——也被称为"思维根本性转变"阶段。人们曾经一度认为太阳绕着地球转动。事实上,在白天观察太阳运动时,你会发现看起来太阳的确在绕着地球转。这一说法被称为"地心说"宇宙模型("geo"(地)这个词根源于希腊语中的"大地")。在无数天文学家对夜空进行细致观测之后,人们终于相信:宇宙中还有许多其他的行星,而地球实际上绕着太阳运转。这一新观点被称之为"日心说"宇宙模型("helio"(日)这个词根源于希腊语中的"太阳")。同样地,仔细观察发生粥样硬化的动脉(动脉硬化)之后,你会在这些动脉中发现脂肪。如此看来,"膳食脂肪会进入动脉"("膳食脂肪导致心脏病"的假说)这一说法似乎成立。然而,当我们更加仔细地观察携带脂肪进入动脉的颗粒(来自极低密度脂蛋白胆固醇颗粒的小而密的低密度脂蛋白胆固醇颗粒)的话,我们会发现这些颗粒来自肝脏。那么,肝脏中的脂肪从何而来?很简单,肝脏中的脂肪来源于饮食中的碳水化合物!因此,我们关于心脏病的思维模式从"膳食脂肪假说"转变为"膳食碳水化合物假说"。

专家解析

在营养学学院求学时期，我所学到的就是：胆固醇和饱和脂肪会导致心脏病。现在，我还能看到有新的注册营养师在传授同样的理念。我的老师们还告诉我说，摄入谷物含量高的食物，尤其是含复合碳水化合物的低脂、低胆固醇食物，可以治疗心脏病。按照这种说法，心脏病患者每天早上不能摄入黄油、鸡蛋等食物，而应该吃麦片、燕麦片等食物，从而尽可能减少饮食中的胆固醇和饱和脂肪含量。

——卡西·比约克

第一张清单上的所有食物都有一些共同点：它们的脂肪和胆固醇含量低，碳水化合物含量高。第二张清单所列食物的脂肪含量较高，而碳水化合物含量普遍较低。如果你赞同"摄入较多'脂肪'会导致低密度脂蛋白胆固醇含量和总胆固醇水平上升，从而使罹患心脏病、突发心脏病或中风的风险变得更高"这一说法，那么你大概会选择第一张清单中的食物。这一切听起来都很合乎逻辑，对吧？

专家解析

胆固醇在大众认知方面的一个难题在于：错误的认知已经成了人们的惯性思维。你会听到电视广告（甚至是电视节目）中不断有人宣称：食用富含胆固醇的食物（如鸡蛋）会伤害人体的心脏健康。你也会看到商家以降低胆固醇为噱头将晶磨（Cheerios）[⊖]等产品推向市场。因此，在文化层面上，有人就认为：胆固醇多少带点毒性，能不摄入就不摄入。所有将血液中胆固醇水平升高归咎于饱和脂肪摄入量的饮食专家一直都在传播这种观念。整个社会都接受了"胆固醇和饱和脂肪有毒"这个错误观念。当然，动物源性食物中含有大量的胆固醇和饱和脂肪，这也是为何人们会认为素

⊖ 指美国通用磨坊生产的早餐麦圈。——译者注

食是健康饮食的原因。

——大卫·戴蒙德博士

有益心脏健康意味着减少脂肪摄入量并增加碳水摄入量

如果我们从新的角度，即胆固醇不是心脏病的成因（本书的主旨），重新审视"有益心脏健康"这个概念，那么，采用低脂肪高碳水饮食的行为（例如摄入第一张清单中的食物）就错得离谱，甚至会危害我们的健康。这就引出了一个基本没人会问的关键问题：减少脂肪摄入量并增加碳水摄入量究竟会对心脏健康造成什么意想不到的后果？这是下一章主要讨论的问题。为了方便讨论，请你暂且接受"减少脂肪摄入量和增加'健康'全谷类食物摄入量实际上会增加患心脏病的风险"这一论点。

专家解析

在瑞典，我们通过在报纸上或知名医学杂志上刊登故事的方式告知人们某些权威人士提供的饮食建议并不正确，结果大获成功。现在，大部分瑞典人都知道了威胁心脏的恶魔并不是饱和脂肪，而是碳水化合物。事实上，市面销售的黄油现在还不时地出现断货。

——乌夫·拉文斯科夫博士

专家解析

我的建议是，在医疗相关问题方面，绝对不要轻信媒体的言论。

——德怀特·伦德尔博士

错误的"有益心脏健康"观念已侵入大众文化

在美国，"低脂肪高碳水"饮食方式已经深深植根于人们心中，它几乎渗透到我们文化的各个角落，包括电视情景喜剧。闲暇之余，我的妻子克里斯汀（Christine）和我都喜欢看流行的情景喜剧。然而，即使是这些情景喜剧都在宣传所谓的"有益心脏健康"的饮食方式！例如，在哥伦比亚广播公司（CBS）最近取消预定的情景喜剧《约会规则》中曾经上演这样的一幕：已婚的奥黛丽和杰夫正坐在他们最喜欢的餐厅；杰夫想要点培根、鸡蛋和黄油烤面包；不过，当女服务员走过来时，奥黛丽以杰夫被医生诊断出"胆固醇偏高"为由，要求她的丈夫吃"更健康"的食物，也就是蛋白、不涂黄油的烤面包和火鸡培根。

专家解析

毫无疑问，尽管过去几年的几项重要研究表明饱和脂肪不会导致心脏病，人们在抗胆固醇行动中却总是不可避免地提到胆固醇和饱和脂肪。在人们的眼里，胆固醇和饱和脂肪如同臀部相连的连体双胞胎，永远是一副妖魔的样子。

——乔尼·鲍登博士

又例如，在哥伦比亚广播公司的情景喜剧《迈克和茉莉》中，每当迈克和茉莉这对夫妻想要通过减肥改善健康状况时，他们都会减少食物和卡路里的摄入量，选择一些平常讨厌吃的食物，总之就是让他们自己痛苦不堪。众所周知，深夜脱口秀主持人大卫·莱特曼（David Letterman）的总胆固醇水平一度达到 680 毫克 / 分升，并在 2000 年做了 5 次紧急心脏搭桥手术。他曾在著名的"十大排行榜"之"看太多电视的十大标志"中，对这部情景喜剧发表了他的观点。看到《迈克和茉莉》当时排在第 9 名时，莱特曼惊呼道："你们大晚上不睡觉，就为了操心迈克和茉莉的胆固醇。"

莱特曼本人曾在 2012 年美国共和党全国代表大会期间，热衷于攻击新泽西州州长克里斯·克里斯蒂（Chris Christie）。在某个节目中，莱特曼说：

"'克里斯·克里斯蒂胆固醇时钟'标记着这位肥胖的州长不断上升的胆固醇水平。""哎呀！"莱特曼一度惊呼，"如果继续保持这种上升趋势，克里斯·克里斯蒂的胆固醇水平将在 10 月之前超过国债金额。"

诸如此类的情景剧和笑话向人们传播了不正确的观念，即摄入脂肪会令人发胖，导致胆固醇升高，将人送上心脏病这条不归路。

专家解析

饱和脂肪是天然脂肪，我们的身体更喜欢将它们当作能量来源。

——杰弗里·格伯博士

有没有人问过为什么大卫·莱特曼从未发胖但他的总胆固醇水平却高达680 毫克 / 分升？如果肥胖不会导致患者胆固醇升高、心脏病风险增大或需要进行紧急冠状动脉搭桥手术，那么这些问题的根源究竟在哪呢？当然，我们所了解的情况不过冰山一角。事实就是如此！在本书第 7 章中，我们将重点阐述"低脂饮食"的失败之处，以及高脂肪低碳水饮食更加有益于心脏健康的原因。你没看错，我说的是"高脂肪饮食有益心脏健康"！敬请继续阅读。

专家解析

许多人曾试图改变自己的生活方式，但都以失败告终，因为他们采用的是医学界一直在吹捧的"低脂饮食"招数。医学专业人士告诉我们要多摄入低脂肪高碳水的食物，并且要增加运动量。如果我们不那样做，那么我们就是愚蠢、懒惰或毫无自制力的。我们应当抛弃这种想法。许多人都愿意改善健康情况，但他们常常因为成效不大或没有好转迹象而变得沮丧不已。每当感到沮丧时，人们通常会自我反省说："这一定是我自身的原因，我是个失败者，我肯定哪里做得不对。"事实上，真正失败的是那些低脂肪低热量的方案，它们只会让人产生难以忍受的饥饿感并破坏人体代谢系统。所以采用这种方案的人群往往以失败告终，并容易患上严重的疾病。最后，当人们意识到自己已对传统方案感到绝望并且身体状况变得越来越糟糕时，他们就会寻找替代方案。这时候，他们会发现有一扇新的大门已经向其敞开。在坚持低碳水饮食之后，这些患者的健康状况都发生改变。我们观察此类患者，让他们对自身健康负起责任，并向他们提供成功改变所需的各类详细信息。因此，我们方案的成功率可以高达 90%。

——菲利普·布莱尔博士

埃里克·韦斯特曼的医生手记

不必关注食品包装上是否印有"有益心脏健康"字样。我们鼓励人们主要摄入无此标签的食物。

本章关键概念

> 人们认为低脂肪高碳水饮食方案有益心脏健康。

> 减少脂肪摄入量和增加全谷类食物摄入量无法保护心脏。

> 即便是主流文化都在宣传错误的"低脂肪高碳水"饮食方式，摄入脂肪不会令人发胖，也不会导致心脏病。

第 7 章

为何低脂饮食并不具有你所认为的健康功效

专家解析

　　大多数医生对营养学一无所知。就营养咨询而言，我的许多患者都希望能被转介给一位营养专家或注册营养师。然而，除非患者患有糖尿病，否则任何一家保险公司都不承保营养咨询费用。于是，大部分注册营养师给患者提供的标准建议是：采用低脂肪高碳水饮食。事实上，大多数患者需要食用的食物刚好与之完全相反。这就构成了一个恶性循环。

——洛基·帕特尔博士

埃里克·韦斯特曼的医生手记

　　有一天，我在和家人团聚时听到了一名亲戚（我的堂兄弟）的一个故事。这个故事给我敲响了警钟。我堂兄弟的妻子是一名护士，她善意地向我堂兄弟说道，许多企业高管都会进行踏板运动检测，以期确定他们是否患有任何潜在的心脏病（冠状动脉阻塞），以及是否存在任何导致心脏病的风险因素。所以，我的堂兄弟决定去做一次踏板运动检测。他的检测结果显示是"阳性"，也就是说，这个检测结果表明（但无法证实）他可能患有心脏病。于是，他又进行了一次心脏导管检查，结果医生发现他并没有冠状动脉阻塞的症状——他之前得到的阳性结果是"假阳性"。"假阳性"这种情况偶尔会发生，被视为心脏病筛查过程中不可避免的情况。不过，这种情况并未让我产生困扰。我所困扰的是，医院的营养师居然对我堂兄弟说："你以后一定要调整饮食习惯，要吃低脂的食物，这样可以预防心脏病。"然而，他没有心脏病！我告诉我的堂兄弟，他不应该改变饮食习惯。结果，我的堂兄弟即便到了50多岁，也没患上冠状动脉疾病。多年来，美国营养师和医生认为低脂饮食可以解决所有问题，都在一刀切地推广这种饮食方式。他们甚至认为，这种饮食方式可以解决人们本身根本没有的毛病！

大多数医生（可能包括许多全科医生）在接受医学教育时，能够参加为期一周或两周的营养培训就已经很幸运了。你是不是很吃惊？2007年，当我开始在我的播客节目中采访各科著名的医生时，我惊讶地发现：在传统医学教育中，营养教育所占比重微乎其微。然而，这样的教育体系培养出来的医生却煞有介事地告诉我们：减少脂肪摄入量、增加谷类食物摄入量或者减少卡路里摄入量才是最健康的饮食方式。这就像一名管道工教你如何修理割草机。

专家解析

大多数医生都对营养在改善健康方面的作用存在误解，执业医生都没有时间来亲自研究相关科学著作。

——乌夫·拉文斯科夫博士

专家解析

众所周知，医生对营养知之甚少。许多患者可以通过减肥改善身体健康，但大多数医生都没有足够的资源、兴趣或时间来有效地为此类患者提供建议。医生认为，营养疗法不如药物疗法，必须费力地建议患者改变饮食习惯才能实现这种疗法。这种观念就是一道屏障。在医生看来，相比为患者开能够将其低密度脂蛋白胆固醇含量降低40%的药，建议患者改变饮食习惯要费劲得多。

——罗纳德·克劳斯博士

那么，我们究竟为何产生了"脂肪不仅是导致心脏病的大魔王，还是导致许多疾病的罪魁祸首"这种想法呢？本书第 1 章就给出了答案，简而言之，在 20 世纪 50 年代，营养健康科学家安塞尔·基斯开始调查美国商人心脏病发病率很高的原因，他得出的结论是心脏病发病率与胆固醇水平高有关。他在臭名昭著的《七国研究方案》中总结道：在动物性脂肪摄入量较低的国家中，心脏病发病率较低；在动物性脂肪摄入量较高的国家中，心脏病发病率较高。这一结论看起来如此简洁明了，但这项研究完全是学术造假。

专家解析

按照主流医学的传统观点，胆固醇会导致心脏病、动脉粥样硬化和动脉粥样硬化斑块——这一直是医学界关于胆固醇的主要观点，最早可追溯至安塞尔·基斯那个年代（甚至更早）。那时候，安塞尔·基斯提出了脂质假说并指出：饮食过程中摄入的饱和脂肪会导致胆固醇升高，进而导致心脏病。这些观点都属于陈词滥调。我毕业多年，已不再赞同这些观点。我倾向于根据炎症和氧化应激理论来思考胆固醇和心脏病之间的关系。显然，炎症和氧化应激都会影响胆固醇和脂蛋白分子，导致动脉粥样硬化斑块的产生。

——杰弗里·格伯博士

安塞尔·基斯研究涉及的国家数量可能有 22 个（包括脂肪摄入量高但心脏病发病率低的国家和脂肪摄入量低但心脏病发病率高的国家），但他为了得出符合其预设的结果，选择忽略这些国家的数据。这些国家的情况根本不符合他的饱和脂肪致病理论：饱和脂肪会导致胆固醇升高，进而导致心脏病。1956 年，美国心脏协会基于安塞尔·基斯的作品正式宣布：以前我们认为是健康的食物，例如黄油、猪油、鸡蛋和牛肉，其实对我们的身体不好。自此之后，低脂饮食运动真正开始发展。时至今日，低脂饮食仍是心脏健康方面的主流风向。我敢打赌，当我们的后代回顾我们现在这个时代时，一定会认为我们这个时代是人类史上营养学最黑暗的阶段。

专家解析

造成这些局面的根源是安塞尔·基斯的论断和麦戈文委员会（McGovern Commission）的推波助澜。正是在麦戈文委员会的推动之下，低脂饮食成了官方政策。基斯发表了他的《七国研究方案》。有趣的是，他自己还宣传了饱和脂肪和胆固醇与心脏病之间的相关性。在《七国研究方案》中，他引用了一个有趣的例子："冠心病发病率与饮食中源自蔗糖的碳水化合物的平均百分比显著相关，这一事实可以用源自蔗糖的碳水化合物与饱和脂肪之间的相关性来解释。"基斯知道，糖分和脂肪一样，与心脏病密切相关，但这些都被埋在了他的研究中。

——德怀特·伦德尔博士

度过低脂饮食盛行的黑暗时期

基斯的研究对消费者购买选择产生了深刻的连锁反应。低脂产品和脱脂产品开始涌入市场。我母亲一生中的大部分时光都在与肥胖做斗争。早在 20 世纪 80 年代（在我还小的时候），她就已经开始不断地尝试低脂饮食。在里根时代，米糕、脱脂冰淇淋和饼干开始被摆上各个商店的食品货架。如今，食品货架上依旧能够看到它们整齐的身影。

专家解析

美国有一个庞大的低脂食品产业，从业者通过将食物内的脂肪替换成碳水化合物和糖类这种方式，从全世界消费者身上赚取了数十亿美元。所以，我认为胆固醇相关错误观念依旧大行其道的根本原因在于其中存在利益纠葛。

——马尔科姆·肯德里克博士

"摄入饱和脂肪会导致胆固醇升高，心脏病风险增加或导致患上心脏病"这一观点至少有助于两大利润引擎的发展：大型制药公司和大型食品公司。你只需走进任何一家商店或超市，然后找一下印有健康声明的食品标签。你可能就会发现某棉花糖的包装袋上印有"天然无脂"字样，或"晶磨"产品的包装盒上印有"降低胆固醇"字样。这些字样的真实营销意图是什么？没错，他们的目的就是打着"这些食物有益身体"的幌子，让我们购买这些食物！他们完全不顾这些食物"大多经过深加工，含有大量的糖分，精制谷物和防腐剂，会导致许多慢性病，完全没有健康益处"这一事实。

专家解析

我认为即将有越来越多的人接受"低碳水饮食"。我在参加各种会议时，发现越来越多的人重视碳水化合物在饮食中的作用。不过，别误会，现在仍有大量错误信息正在甚嚣尘上。目前的健康饮食趋势是限制碳水化合物的摄入量，但这个趋势还需要 15 年到 20 年的时间才能稳定下来。届时，营养学界将普遍接受低碳水饮食。

——托马斯·代斯普林博士

所有低脂包装食品背后隐藏着哪些不可告人的秘密？此类食物中的脂

肪被除去，取而代之的物质会给我们的身体带来可怕的后果，而且此类替代品往往不是糖分。毫无疑问，我们都知道糖分不利于身体健康，它会导致各种各样的健康问题，包括肥胖、糖尿病、阿尔茨海默病、癌症和心脏病。然而，由于所有所谓的健康专家都在强调去除食物中的脂肪，人们在长达数十年的时间里一直没有限制糖分的摄入量。事实上，糖分对健康的危害远大于脂肪。长期以来，医学专家和营养专家一直忽略了糖分的消极作用，这无形中让人们不愿意去细致求证他们对膳食脂肪（尤其是饱和脂肪）的看法是否正确，也导致人们患上心脏病的风险增加。

专家解析

我相信，在未来 10 年内，人们将轻松接受"抗糖"观念。事实上，人们已经开始接受。不过，"饱和脂肪不致命"这个观点可能需要数十年的时间才能被人接受。

——盖里·陶比斯

专家解析

我们害怕胆固醇和脂肪的原因在于，我们制造出了可以降低胆固醇的药物，并且美国目前种植的 50% 的农作物为玉米或大豆，这些作物都很容易被制成低脂产品。

——凯特·沙纳汉博士

如果我能告诉你：某项研究结果表明摄入低脂食物对心血管健康没有任何好处，你会怎么说？我碰巧知道一个例子：某项研究耗资 4.15 亿美元，涉及 48 835 名女性受试者，旨在了解受试者在坚持 8 年以上的低脂饮食之后身体会出现什么变化。该研究的结果发布在 2006 年 2 月 7 日的《美国医学会杂志》上。该研究作者得出的结论是，在降低心脏病风险方面，低脂饮食没有起到任何作用。尽管该研究给出了上述压倒性的证据，但无法导致"低脂饮食"谎言立即破灭。与其他许多研究一样，该研究几乎被营养界和医学界完全忽视。

专家解析

只要减少碳水化合物的摄入量并增加健康脂肪的摄入量，我们就能够降低甘油三酯水平并增加高密度脂蛋白胆固醇数量。事实上，增加饱和脂肪的摄入量是提高高密度脂蛋白胆固醇水平的最佳方法之一。这可能会让很多人感到震惊，没有人会认为这是真的。然而，事实上真正被妖魔化的是饱和脂肪。

——卡西·比约克

低脂饮食的支持者（医生、营养学家、制药公司和食品企业集团）是时候承认自己的错误了。他们的确提供了错误的建议和意见，严重危害了美国人的健康。或许，他们也同样受到他人误导。没关系，承认这一点就好。不过，既然我们知道了真相，那么就让我们提出质疑、澄清事实、推动变革。任何反对我们拨乱反正的行为都是不负责任的，公众有权知道最终的真相。

专家解析

人们已经对饮食疗法丧失了信心，因为他们的心脏病医生、初级保健医生、营养学家和营养师建议的饮食疗法完全是错误的。人们坚持践行这些错误的饮食疗法之后却发现，他们的体重增加了 8 磅，血糖升高了，胆固醇也上升了一点。他们的营养师或医生认为，出现这种情况的原因是患者没有遵循饮食计划，即便患者确实已经严格执行。人们非常怀疑饮食到底有没有作用，甚至开始说起了诸如"凡事须有度"这样的胡话。不过，虽然正确的饮食疗法非常有用，但却与营养师们的建议并不相同。

——威廉·戴维斯博士

你是否像许多人一样，想要知道我们为何在如此关键的问题上一直犯错？这也是我想要撰写本书的主要原因：与你分享能够救命的健康知识。当我发现健康专家也会犯错，他们提供的建议也有漏洞时，我渴望了解真相，期待能够重新掌控自己的健康。现在越来越多的人渴望了解真相。如果你正在阅读本书，那么这意味着当你相信我们时，你要么已经完全同意我们，要么就是愿意进一步了解我们的观点。无论是哪种情况，都请你为能够独立思考的自己鼓掌。太多人都在生命的长河里随波逐流，希望别人能够告诉他们如何健康地生活。这是一种捷径，但也是我们深陷"健康恶化"窘境而无法挣脱的原因。

我知道，对于许多人来说，这些全新观念具有多么强的颠覆性。它们推翻了我们大多数人从小到大都深信不疑的观念。我们只需要把这些全新观念分成几块，然后吸收自己可以吸收的部分。改变我们关于胆固醇、饮食和健康的固有看法并不是一件容易的事情，尤其是这种看法在当下依然如此深入人心（详见本书下一章）。

本章关键概念

> 大多数医生没有接受过关于营养的教育和培训。

> 安塞尔·基斯在 20 世纪 50 年代把我们送入了一个名为"低脂饮食"的无底深渊。

> 安塞尔·基斯的《七国研究方案》存在数据造假，故意忽视相关数据。

> 药物行业和食品行业如今仍在利用错误信息牟利。

> 食品中的脂肪被去除后，取而代之的通常是糖分。

> 某项重要研究显示，低脂饮食对心脏健康没有任何积极的影响。

> "低脂饮食有益健康"这一说法应受到质疑。

第 8 章

碳水化合物和植物油：两大罪魁祸首

专家解析

如果你正在通过减少碳水化合物的摄入量来减轻炎症和氧化应激，摄入干净、完整、未加工过的食物（即旧石器时代饮食法），并服用补充剂来完善饮食营养，那么这会对动脉粥样硬化斑块和心脏病风险产生何种影响？答案是，你罹患动脉粥样硬化斑块和心脏病风险会下降。换言之，脂蛋白分子对伤害的敏感度会下降。在这种情况下，你的胆固醇水平几乎不构成任何威胁，你无须为此担忧。

——杰弗里·格伯博士

专家解析

我告诉我的患者一定不要过于关注胆固醇水平，而要专注于减少反式脂肪、以碳水化合物为主的精加工食物、谷物和糖分的摄入量，同时增加健康脂肪的摄入量。对于许多人来说，这本身就是一个全新的概念。

——卡西·比约克

让我们快速回顾一下我们目前了解到的健康信息。膳食中的胆固醇和脂肪对我们的健康和体力不可或缺，我们不应该对它们产生恐惧。慢性炎症是心脏病的罪魁祸首，而慢性炎症发生的部分原因在于人体摄入了糖分以及导致血糖升高的碳水化合物，例如全谷类食物和加工食品。他汀类药物可降低血液中的胆固醇水平，但它们不仅不会明显降低心脏病突发概率和心脏疾病的发病率，而且还可能会引起不良反应。最后，几十年前盛行的"低脂饮食在某种程度上是增强营养的灵丹妙药"这一观点现在已经行不通了。越来越多的证据表明，低脂饮食不仅不利于心脏健康，还会引起血管炎症（这在很大程度上解释了美国和世界各地心脏病发病率上升的原因）。

当然，真相远不止如此。这些"真相炸弹"可能令你难以置信，但它们是你转变思维模式所需的最重要信息。

专家解析

如果你放弃"高碳水低脂肪"饮食，转为摄入"高脂肪低碳水"食物，那么你的主要能量来源将变成脂肪。心脏疾病患者的数量仍在增加，他们体内燃烧的热量几乎99%来自糖分，因为他们的主要食物来源是碳水化合物，糖分就是他们身体的燃料。如果你也像他们一样，你体内储存的脂肪将无法燃烧——事实上，你将会储存更多的脂肪。这就是我们必须让大家摆脱糖分的原因。现在，我们已经证明这一点。希望有了上述证据的支持，我们可以进一步提高这些观点的可信度。

——马尔科姆·肯德里克博士

碳水化合物对健康的影响超出你的想象

于我而言，碳水化合物并不可怕，我称之为"碳水垃圾"。了解碳水化合物（尤其是精制白面粉和糖）对你心脏产生的巨大影响，这对你的整体健康而言至关重要。我的另一本书《生酮饮食》更深入地讨论了这个问题，并研究了为什么几乎每种慢性疾病都与我们饮食中摄入过多的碳水化合物和过少的健康脂肪有关。与此同时，我将重点介绍以碳水化合物为主的食物以何种方式影响我们的新陈代谢，从而增加我们患心脏病的风险，以及此类食物如何在不一定会使我们的低密度脂蛋白胆固醇含量和总胆固醇水平上升的情况下，对我们的胆固醇水平产生根本的负面影响。

专家解析

　　对于普通人群中大多数人正在采用的高碳水化合物饮食方式，高水平的低密度脂蛋白胆固醇通常指向代谢综合征或甲状腺功能减退。

——保罗·杰米内

　　摄入大量的碳水化合物（即全谷类食物、精制谷物、糖类（例如水果中的天然糖）和淀粉类食物）会在人体内触发一系列危险的连锁反应。我们摄入的碳水化合物由葡萄糖、果糖或两者的混合物组成，这一混合物会导致体内的甘油三酯水平升高。甘油三酯水平升高又会增加小而密脂蛋白胆固醇的数量，进而导致人体动脉损伤。我们要如何阻止这种情况发生？很简单：减少会导致甘油三酯水平升高的碳水化合物的摄入量。这是一个简单的解决方案，可以立即从根本上改善我们的心脏健康。

专家解析

　　总而言之，我的观点是：尽可能地实施个性化治疗。然而，对于大多数减肥人士，我建议他们减少碳水化合物（特别是糖和精制谷物）的摄入量。

——罗纳德·克劳斯博士

　　相比摄入饱和脂肪，碳水化合物的摄入量过高更容易让人发胖。主流健康专家不会告诉你这些真相，这就是大多数美国人，以及世界上的许多人，依旧喜欢食用含碳水化合物的食物，而非其他食物的原因。尽管许多杂货店的货架上都摆放着许多低脂食物和脱脂食物，但摄入过量的碳水化合物无疑是今日肥胖症如此普遍的原因。然而，数十年来，我们一直将变胖和生病归咎于脂肪。然而真相是：只有摄入健康脂肪（天然植物脂肪和天然动物脂肪）并且大量减少碳水化合物的摄入量，才是最健康的饮食方式。

专家解析

在所有研究高脂饮食是否为内皮功能障碍致病因素的试验中，研究人员都会在两块面包中间夹一片猪油，或在含糖奶昔中添加一片猪油，然后让受试者食用。如果你想做一个高脂试验，那么只让受试者摄入脂肪就行了！目前为止的所有高脂试验都让受试者摄入了相当多的碳水化合物。

——德怀特·伦德尔博士

高脂饮食研究的食物基本上都含有大量的碳水化合物。我们现在开始看到：同时食用高脂食物和高碳水化合物食物几乎不可避免地会导致我们的健康状况迅速恶化，简直后患无穷。在心脏病方面，许多研究人员和健康专家都错误地将脂肪当作罪魁祸首。然而，正如当前某些证据所显示的那样，如果碳水化合物才是主要元凶（如果不是唯一元凶的话），那么情况又将如何？不幸的是，碳水化合物并不是仅有的麻烦，还有一种流传甚广的"健康"建议会直接导致心脏病，说出来你肯定会大吃一惊。

告别植物油

专家解析

大多数植物油根本不是来自蔬菜。相反，它们很多都来自废弃物，例如棉籽或专供食品行业的其他种子（例如菜籽、米糠等）。贴有"植物油"食品标签的油品绝大部分是种仁油。

——大卫·吉莱斯皮

所有健康专家和组织都在警告我们提防高胆固醇和饱和脂肪，并建议我们食用"有益健康"的全谷类食物。与此同时，他们还会积极向我们推荐植物油和种仁油，例如玉米油、花生油、芝麻油、红花籽油、葵花籽油和菜籽油。你也知道，这些油品含有据说有益心脏健康的 ω-6 脂肪酸（一种多元不饱和脂肪酸）。请不要弄错，ω-6 属于对人体最有害、最不应该摄入的一类物质。

专家解析

当我坦言黄油和猪油比菜籽油更有益身体健康时，很多人都认为我疯了。

——卡西·比约克

我们做个试验：请你去本地的超市逛逛，然后随意购买一袋包装食品。我可以保证，在那食品包装上的一大串成分列表中，你一定能够找到上述植物油。无论是在沙拉酱、意大利面酱、甜甜圈、燕麦棒、全麦面包、蛋黄酱还是在薄脆饼干中，这些植物油无处不在。没有它们，食物似乎无法加工成功。

专家解析

某项验证"悉尼饮食心脏研究"数据的研究再一次证明了我们的说法——多元不饱和脂肪，尤其是富含 ω-6 脂肪酸的多元不饱和脂肪，极其不健康。然而，几乎所有制造商都在生产此类食用油。在英国，英国心脏基金会最近与一家生产"花唛"（Flora）人工合成黄油的公司进行合作，并将该黄油当作世界上最健康的食品推广给消费者。"花唛"黄油富含 ω-6 脂肪酸。然而，上述组织和厂家竟对此视若无睹。他们怎么能这样行事，简直不可思议！然而，证据就摆在那儿。我可以很肯定地说，脂肪是不同的物质。我们的身体天生就需要我们通过饮食摄入饱和脂肪。当我们摄入太多的糖分时，我们身体合成的脂肪就是饱和脂肪。如果饱和脂肪对身体不好，为什么身体要产生不健康的物质呢？难道是疯了吗！

——马尔科姆·肯德里克博士

2013 年 2 月的《英国医学杂志》公布了"悉尼饮食心脏研究"统计数据的元分析结果，这一结果对多元不饱和脂肪酸的拥护者造成了严重打击。这是一项从 1966 年至 1973 年的随机对照试验，总共涉及 458 名年龄在 30 岁至 59 岁之间的受试者。最近，这些受试者全都患上了冠状动脉疾病。该试验的研究人员试图"评估'将饮食中的饱和脂肪替换成 ω-6 脂肪酸，对冠心病和死亡进行二级预防$^{\ominus}$'的有效性"。他们将受试者分成了两组：对照组吃的是富含饱和脂肪的食物，而第二组吃的是富含红花籽油的食物。这项元分析究竟揭示了什么？

虽然摄入了大量红花籽油的受试者的低密度脂蛋白胆固醇水平和总胆固醇水平不出所料地大幅下降，但这种油并不一定能消除受试者死于心脏病的风险。事实上，这组受试者罹患心脏病的风险高于对照组。元分析结果表明：将饱和脂肪替换成富含 ω-6 脂肪酸的植物油之后，受试者更容易罹患心脏病！是的，美国心脏协会向你我大力推销的"有益心脏健康"的脂肪来源实际上导致了他们想要预防的严重后果。这究竟是哪里出了问题？

专家解析

大多数家庭用来烹饪的油（如植物油）都含有 ω-6 脂肪酸，这些食用油都会导致食用者罹患心脏病的风险增大。这些脂肪通过氧化胆固醇来直接影响胆固醇，进而导致心血管受损。如果加热并摄入大豆油、菜籽油等油品，

$\ominus$　指通过早期发现、早期诊断、早期治疗，争取疾病缓解后有良好预后的预防环节。——译者注

那么这些脂肪酸将进入人体动脉，可能导致人们不得不做心脏搭桥手术。停止摄入此类脂肪，就不会患上心脏病。"

——弗雷德·库默罗博士

专家解析

我们应该选择有机食物，放弃加工食品、植物油和糖类。

——斯蒂芬妮·塞内夫

健康专家一直在指示我们吃富含 ω-6 脂肪酸的植物油和种仁油，放弃食用天然食物中的饱和脂肪，例如黄油、椰子油和动物脂肪。我们大多数人都乖乖地遵守专家的指示，但这严重损害了我们自己的健康。这还不是最糟糕的情况。在上述元分析结果打破了植物油"健康光环"后的几天内，美国心脏协会做出了何种响应？美国心脏协会是否改变了它在饱和脂肪问题上的立场，又是否停止对多元不饱和脂肪的大肆宣传？没有。

反之，美国心脏协会更加坚定了立场，他们表示，"大量科学研究表明，高饱和脂肪的饮食与动脉粥样硬化的发展密切相关，而动脉粥样硬化会堵塞动脉，进而导致心脏病"。美国心脏协会重申了他们的立场：将饱和脂肪的摄入量控制在总卡路里摄入量的 7% 范围内。他们还在宣传 ω-6 脂肪酸，例如葵花籽油、红花籽油、芝麻油和亚麻籽油。换言之，面对着持续上升的心脏病发病率，美国心脏协会只是用手指堵住双耳，口中唱着"啦啦啦，我听不到你们在说什么"。他们完全忽略了那些与其论点相悖的真实科学数据。我不得不问：他们到底怎么了？

专家解析

胆固醇和脂肪不会堵塞我们的动脉。高脂肪食物经过消化后会被包裹成脂蛋白颗粒，这些颗粒只要构建得当，就可以将我们血流中的脂肪统统搬走，不会堵塞动脉。当我们的饮食中含有玉米油、大豆油或其他常见的工业植物油时，脂蛋白颗粒内将缺乏足够的抗氧化剂。没有了抗氧化剂，脂蛋白很容易不稳定。当这些包裹脂肪的颗粒变得不稳定并在血液中穿梭时，脂肪会很快失去保护，无法悬浮在血液中，并将会像子弹一样，射入动脉内壁。届时，动脉内壁会产生一系列复杂的反应，从而导致炎症，最终致使动脉内壁变脆、出血并堵塞，我们称这种症状为心脏病发作或中风。这就解释了为什么当人们采用不健康的饮食方式时，低密度脂蛋白胆固醇的含量会上升。不健康的饮食方式会让脂蛋白变得不稳定，而本来应该能够将脂蛋白中的脂肪输送到细胞中的酶也不起作用了。这就导致了血液中悬浮的低密度脂蛋白胆固醇颗粒（也称含有载脂蛋白 B（ApoB）的颗粒）的数量看起来随时都会上升。

——凯特·沙纳汉博士

大卫·吉莱斯皮拉响了"植物油危害健康"的警报

大卫·吉莱斯皮，澳大利亚布里斯班人，本书的另一位特邀专家，也是一位享誉全球的健康专家，他正在试图揭开植物油骗局的内幕。2013 年，他写了一本名为《毒油》（*Toxic Oil*）的专著，呼吁人们尽快停止食用各类危害健康的种仁油。在接受我的专访过程中，大卫·吉莱斯皮表达了对 ω-6 脂肪酸相关无底线营销的强烈不满。尽管 ω-3 脂肪酸（多见于野生鱼类、土鸡蛋和草食动物肉类）能够改善人体健康，也日益受到人们的关注，但相比 ω-6 脂肪酸，它的作用仍被严重低估。"种仁油的问题在于其中的多元不饱和脂肪酸含量过高，"大卫·吉莱斯皮说道，"一直有人告诉我们 ω-6 脂肪酸有益人体健康，事实也确实如此。不过，只有少量摄入 ω-6 脂肪酸，才对人体健康有益。"

简单地说，过量摄入会打破我们的体内平衡：我们目前的 ω-6 脂肪酸摄入量超过了 ω-3 脂肪酸，而后者对健康更加有益。ω-3 脂肪酸多见于亚麻籽、核桃、鲑鱼、沙丁鱼和草食牛肉等食物。ω-6 脂肪酸与 ω-3 脂肪酸的理想摄入比例应为 1:1。一旦该比例高于 3:1，人体健康就会受到危害。事实上，在全球大多数国家，这两种脂肪酸的摄入比例接近 30:1。之所以出现这种情况，是因为市面销售的几乎所有包装食品中都使用了植物油。

"在开始食用谷物之前，人类摄入的 ω-6 脂肪酸和 ω-3 脂肪酸比例大约为 1:1，"大卫·吉莱斯皮告诉我说，"自从谷物在 10 000 年前进入人类食物供应系统之后，人类饮食中的 ω-6 脂肪酸含量大幅提高。因此，这两种脂肪酸的摄入比例升高至 2:1。虽然无人知道这种转变发生的确切时间，但我们可以推测：19 世纪中叶至今，人类摄入的 ω-6 脂肪酸和 ω-3 脂肪酸比例已经接近 15:1，甚至在部分地区，该数值已经高达 30:1。现在的 ω-6 脂肪酸摄入量超过了人体所能承受的范围，这得归咎于植物油厂商在生产过程中使用了成本非常低廉的人造种仁油。"

大卫·吉莱斯皮补充道，在目前全球大部分人口摄入的卡路里中，有 15% 以上为 ω-6 脂肪酸，如此大量摄入 ω-6 脂肪酸会带来"危险且未知"的健康威胁，并且最终都会导致各类炎症。请详见本书第 2 章相关内容，此处不再赘述。

"我们体内的促炎机制由 ω-6 脂肪酸驱动，而抑制炎症的机制则由 ω-3 脂肪酸驱动，"大卫·吉莱斯皮说道，"摄入过量的 ω-6 脂肪酸后，人体内的系统会处于发炎状态，这就是为何我们现在发现 ω-6 脂肪酸的摄入量与自身免疫紊乱、过敏反应和类风湿性关节炎有关。"

包括大卫·吉莱斯皮在内的所有人都无法否认一个事实：食用植物油之后，人体内的低密度脂蛋白胆固醇含量和总胆固醇水平确实下降了。不过，这对人体到底有什么影响呢？正如大卫·吉莱斯皮指出的那样，"如果降低体内胆固醇水平需要以提高体内胆固醇氧化水平为代价，那么这并不是一件好事。"

低密度脂蛋白胆固醇的氧化正是心脏病和其他心血管疾病病发的根本原

因。人体细胞内的氧化反应类似于金属生锈，也是一个随时间推移而逐渐推进的过程。同样地，ω-6 脂肪酸会降解人体细胞，使其变得极其脆弱。或许，在你看来，植物油能降低人体内的胆固醇水平，你会因为食用植物油而变得健康。实际上，你的身体发生动脉粥样硬化的风险日益上升——也就是说，你罹患心脏病或心脏病发作的概率不断提高。然而，几乎没有几个健康"专家"谈论到这个问题。

"当我们摄入 ω-6 脂肪酸时，我们实际上正在诱发体内的大部分低密度脂蛋白胆固醇氧化，"大卫·吉莱斯皮解释说，"我们现在能够测量出已氧化的低密度脂蛋白胆固醇含量。过去 5 年到 10 年的研究清楚表明，人体内已氧化的低密度脂蛋白胆固醇含量与心脏病风险之间有着非常、非常强的相关性。"

人们经常把动物源性食物中的脂肪称为"动脉堵塞的罪魁祸首"。事实上，此类天然动物脂肪不仅不会发生氧化，而且还可以防止人体内发生其他形式的氧化反应。"动物脂肪之所以没有被氧化，是因为它们必须在富含氧气的环境中才能发生氧化反应，"吉莱斯皮说道，"人体肝脏能够利用人体内天然的抗氧化剂（如辅酶 Q10、维生素 E 等）包裹住这些低密度脂蛋白颗粒，这就如同朝着氧化的'火苗'上喷了一层灭火剂。"

在心脏疾病预测领域，已氧化的低密度脂蛋白胆固醇含量的"作用高于其他任何血液检测指标"，吉莱斯皮补充道。目前，基于胆固醇含量预测心脏病发作的准确率约为 49%，而基于已氧化低密度脂蛋白胆固醇含量预测心脏病发作的准确率则高达 82%。因此，吉莱斯皮认为，我们不应该把关注点放在如何降低体内低密度脂蛋白胆固醇含量上，而应该集中精力找出低密度脂蛋白胆固醇发生氧化的根本原因。

"如果你深入地了解心脏病发展过程，你就会明白低密度脂蛋白胆固醇含量确实就是心脏病发的一个重要预测指标，"他对我说道，"我们目前非常清楚地知道，已氧化的低密度脂蛋白胆固醇对人体健康极为有害。不过，我们更清楚地知道，低密度脂蛋白胆固醇与易氧化的 ω-6 脂肪酸结合之后，人体内的已氧化的低密度脂蛋白含量必然大幅上升。"

我们将在下一章讨论与低密度脂蛋白胆固醇相关的各种微粒（是的，低密度脂蛋白胆固醇颗粒不止一种）。其中，小而密的低密度脂蛋白胆固醇颗粒会嵌入人体的动脉壁，对整体心脏健康造成特别大的危害，并最终导致心脏病的发生。"你可以请医生检测一下你体内的已氧化低密度脂蛋白胆固醇含量，"吉莱斯皮说道，"我不知道哪里可以做这项检测，但一些机构确实正在提供这项检测服务，你可以请你的医生帮忙联系检测机构。"

专家解析

美国境内的各个医疗机构都不提供已氧化低密度脂蛋白胆固醇含量的检测服务，这或许是因为目前暂无任何药物可以降低人体内已氧化低密度脂蛋白胆固醇的含量。因此，虽然这项检测有助于改善人们的健康，但是我们当前的医疗系统却因无利可图而拒绝提供服务。此外，各大制药公司也无法从中获利，这是因为降低人体内已氧化低密度脂蛋白胆固醇含量的最佳方法就是减少糖分的摄入，缓解精神压力，加强身体锻炼，并停止吸烟。

——大卫·戴蒙德博士

如果你无法检测自身体内已氧化低密度脂蛋白胆固醇含量，那么你可以接受低密度脂蛋白胆固醇颗粒相关的一些血液检测，我将在本书下一章进一步具体介绍。不过，在你接受任何检测之前，你必须要知道，你现在就可以做一些事情来改善自身的整体健康状况：抛弃掉饮食中的植物油、糖类、谷物和其他不利健康的碳水化合物，选择食用新鲜、纯正的未加工食品以及天然无添加的食物源性饱和脂肪酸。如此一来，你就会走上一条健康之路。

埃里克·韦斯特曼的医生手记

我给患者观看的视频中有一个选自纪录片《胖头》（*Fat Head*）的片

段，内容大致如下："如果把人类的全部历史压缩成一年，那么人类开始食用谷物的时间只有不过1天，开始摄入植物油的时间也只有不过1个小时，而人类的心脏病发生率正是从1个小时前开始上升的。"

本章关键概念

> 碳水化合物会提高体内甘油三酯、极低密度脂蛋白胆固醇、低密度脂蛋白胆固醇小颗粒的含量。

> 谷物、糖分和淀粉中的碳水化合物最容易使人发胖。

> 高脂饮食研究中的食物也包含大量的碳水化合物。

> 富含 ω-6 的植物油厂商自我标榜这一产品有益于健康，但实际上它是人类摄入的最有害的脂肪。

> 如今市面上的所有包装食品几乎都含有植物油。

> 我们目前的 ω-6 到 ω-3 脂肪酸摄入比例为 30∶1，而二者的理想比例应为 1∶1。

> 大量摄入 ω-6 脂肪酸会导致低密度脂蛋白胆固醇颗粒发生氧化，最终引发心脏健康问题。

> 已氧化低密度脂蛋白胆固醇含量的测定比胆固醇的筛查更加重要。

> 选择纯正、低碳水、含天然脂肪的食物，可以保持身体健康。

第9章

CHAPTER9

低密度脂蛋白胆固醇颗粒究竟为何物

专家解析

总胆固醇水平这一指标根本没有实质作用。胆固醇是一种有效载荷，本身并不是问题，它只是判断是否存在问题的一项指标。当存在于高密度脂蛋白胆固醇颗粒中时，它是好胆固醇；当存在于大而轻的低密度脂蛋白胆固醇颗粒中时，它是中性胆固醇；当存在于极低密度脂蛋白胆固醇颗粒中时，它是坏胆固醇；当存在于小而密的低密度脂蛋白胆固醇颗粒中时，它会造成灾难性后果。

——罗伯特·卢斯蒂格士

专家解析

依据标准胆固醇检测结果来评估动脉粥样硬化风险时，最不准确的做法就是只关注总胆固醇水平或低密度脂蛋白胆固醇水平。

——托马斯·代斯普林博士

在这一点上，本书的例子已经强有力地驳斥了几乎只将低密度脂蛋白胆固醇含量和总胆固醇水平当作心脏健康风险衡量标准的做法。我甚至可能已经说服了一些读者相信健康界和医学界对饱和脂肪的诽谤是美国公众遭遇的最大骗局之一。虽然前文好多信息还需消化，但我希望你再腾出一些大脑空间消化下面的信息。具体来说，我想先从低密度脂蛋白胆固醇颗粒入手，介绍与整体心血管健康相关度最高的几个试验。这也是你想从本书了解到的信息！

在谈及胆固醇时，人们对低密度脂蛋白胆固醇一直都没有什么好印象。不过，你是否知道人体内不止一种低密度脂蛋白胆固醇？我们的胆固醇检测结果中通常还包含"低密度脂蛋白胆固醇"这一项，其实，这项数值只不过是采用所谓的弗里德瓦尔德（Friedewald）公式计算出来的数字。大多数人不知道他们的低密度脂蛋白胆固醇含量只是通过标准胆固醇检测结果计算得出的估算值，而不是精确的数值——换言之，这个数值是通过计算得出的，而不是通过直接测量得出的。然而，大多数医生为患者定下的目标是：将低密度脂蛋白胆固醇水平降至 100 毫克 / 分升以下。这有什么意义吗？

专家解析

低密度脂蛋白胆固醇在任何一本科学著作中都未曾被当作一个独立的风险因素。其中一部分原因是：测量低密度脂蛋白胆固醇的方式太过迂回。我们知道如何测量血液中的总胆固醇水平和高密度脂蛋白胆固醇颗粒。研究人员认为，剩余的物质一定是低密度脂蛋白胆固醇，并通过某种方式（弗里德瓦尔德公式）计算其含量。

——凯特·沙纳汉博士

专家解析

越来越多的人认为：测量低密度脂蛋白胆固醇的颗粒浓度（整个颗粒的

含量，而不仅是胆固醇含量）更有意义，而且在许多情况下，能够更加准确地评估风险。更重要的是，这样做能够明确治疗目标。完整颗粒检测技术在30 年前就已经面世，但目前它仍被归类为"新兴"技术。

——罗纳德·克劳斯博士

为什么测量低密度脂蛋白胆固醇颗粒比估算低密度脂蛋白胆固醇更有意义

你可能想知道是否存在直接测量低密度脂蛋白胆固醇的方法。瞧，还真有！有两大类低密度脂蛋白胆固醇颗粒可以直接测量：A 型低密度脂蛋白胆固醇颗粒更大、更蓬松，通常无害，被称为"好"的低密度脂蛋白胆固醇（是的，这种颗粒的确存在）；B 型低密度脂蛋白胆固醇颗粒更小、更密，可能会有危险，被称为"坏"的低密度脂蛋白胆固醇。B 型低密度脂蛋白胆固醇能够轻松穿透动脉壁，危害心脏健康。我们不惜一切代价就是为了避免这种情况。因此，了解我们体内的低密度脂蛋白胆固醇的分类，对我们确定整体心脏健康起着至关重要的作用。

专家解析

你希望自己体内的低密度脂蛋白胆固醇小颗粒（血液中含有的实际低密度脂蛋白胆固醇颗粒的数量）越少越好。

——杰弗里·格伯博士

专家解析

如果你体内都是大而松的低密度脂蛋白胆固醇颗粒，那么你的身体状况很好，你无须担心。了解低密度脂蛋白胆固醇的构成非常重要。这就是我们的问题所在——我们只关注低密度脂蛋白胆固醇的含量，并自动假设该含量的数值越高，我们的身体状况就越不好。然而，不同类型的低密度脂蛋白胆固醇颗粒存在着巨大差异——低密度脂蛋白胆固醇的数量并不能说明全部问题。低密度脂蛋白胆固醇颗粒的粒径比低密度脂蛋白胆固醇的数值重要得多。我们都希望体内大而松的 A 型低密度脂蛋白胆固醇颗粒越多越好，小而密的 B 型低密度脂蛋白胆固醇颗粒越少越好。

——卡西·比约克

那么如何测量低密度脂蛋白胆固醇颗粒的数量和大小？实际上，相关测量技术早已问世，而且逐渐发展得越来越精密。尽管如此，如果你咨询医生如何检测体内低密度脂蛋白胆固醇颗粒的大小，医生很可能会十分困惑，或者告诉你没必要测量这种数据。务必记住，由于他汀类药物可以降低胆固醇，许多制药公司已经成功"授意"医生仅将低密度脂蛋白胆固醇含量和总胆固醇水平当作主要的心血管风险标志物。不过，你可以并且应该坚持进行其中一项旨在测量低密度脂蛋白胆固醇颗粒的检测。虽然这类检测可能不在健康保险的承保范围，但我保证，这些检测都值得一做。

专家解析

这么多年来，我亲自接诊过的冠心病患者数以万计，其中没有低密度脂蛋白胆固醇小颗粒的患者数量屈指可数。这有可能发生，但极不寻常。绝大多数冠心病患者或冠心病风险人群的体内都含有过量的低密度脂蛋白胆固醇小颗粒。只有碳水化合物（而不是饮食脂肪）会导致低密度脂蛋白胆固醇小颗粒的形成。我们采用低碳水饮食法来消除低密度脂蛋白胆固醇小颗粒的表达，顺便降低血糖水平，并使血液中维生素 D 的水平达到正常标准。

——威廉·戴维斯博士

好消息是，你可以登录 PrivateMDLabs.com、DirectLabs.com 和 Health

CheckUSA 等网站预订多项检测。你甚至不用找医生开处方。对于像我一样没有购买健康保险的人，这是一个很好的选择。然而，最重要的是找到医生来帮你解释相关检测结果，本书中的一些信息应该也能提供一些帮助。你可以从下列三个优秀的资源网站找到医疗专业人员协助你进行高级胆固醇检测，并为你解释检测结果：LowCarbDoctors.blogspot.com、PaleoPhysicians-Network.com 和 PrimalDocs.com。

　　在确定哪种胆固醇检测适合你之前，让我们先来看看有哪些网站以及它们可以提供哪些检测。

专家解析

　　我的许多同事对于如何使用这些"先进的胆固醇检测"方法各持己见。他们不想参加标准胆固醇检测以外的任何检测，以免让其临床执业医师为难。

——罗纳德·克劳斯博士

胆固醇检测指南

常规血脂检测

　　这是所有医疗机构都可提供的最便宜也最常见的胆固醇检测方法，只要求患者去医生诊所进行一次简单的验血。这通常被称为血脂（血液中的脂肪）检测，患者在检测之前需要空腹 12 小时（通常是隔夜）。血脂检测主要检测 4 种血脂：通过计算得出的低密度脂蛋白胆固醇、高密度脂蛋白胆固醇、甘油三酯和总胆固醇。部分医生会进行高级血脂检测，增加测量极低密度脂蛋白胆固醇和非高密度脂蛋白胆固醇。后文将对此进行详细介绍。此外，血脂检测通常是年度体检项目，虽然你能从检测结果中推断出重要信息，但它却是一项非常简单的基础检测。

伯克雷心脏实验室的检测（BHLInc.com）

伯克雷心脏实验室的检测可以确定人体内是否存在对心脏整体健康产生影响的遗传性问题。它主要针对患有心脏病、心脏病发作、肥胖症或糖尿病等疾病或有心脏病家族史的患者。此项检测旨在检测低密度脂蛋白胆固醇颗粒和高密度脂蛋白胆固醇颗粒的同时，进行各项基因检测，例如载脂蛋白E基因。这是一种非常全面的血脂检测，采用梯度凝胶电泳专利技术来确定低密度脂蛋白颗粒的7个亚类。此项检测的价格和保险范围在美国国内因州而异。

垂直自动分析检测（TheVAPTest.com）

垂直自动分析检测（通常称为"VAP检测"）是Atherotech实验室研发的一种先进、全面的胆固醇检测方法，可以全面地分析人体在空腹或非空腹状态下时的血脂情况。它可以在分解高密度脂蛋白胆固醇的同时，直接测量低密度脂蛋白胆固醇、极低密度脂蛋白胆固醇、高密度脂蛋白胆固醇、载脂蛋白B、甘油三酯和脂蛋白a。它还可以在A型低密度脂蛋白胆固醇颗粒和B型低密度脂蛋白胆固醇颗粒分解时测量低密度脂蛋白胆固醇的密度，但它无法测量低密度脂蛋白胆固醇颗粒。此项检测通常适用于患有已知心脏疾病与心脏健康相关疾病（如动脉粥样硬化、2型糖尿病、高炎症标志物）的患者，以及心脏病高危人群（如吸烟者或高血压人群、低密度脂蛋白胆固醇较低的人群、有家族心脏病史的人群或中年人）。垂直自动分析检测的成本与普通血脂检测的成本大致相同，且在美国国内的大部分医疗保险的承保范围之内。

核磁共振脂质图谱检测（Lipoprofile.com）

核磁共振脂质图谱检测法是由美国丽波科学国际有限公司研发的最新型的检测法，可以测量人体内低密度脂蛋白胆固醇颗粒的数量，包括低密度脂蛋白胆固醇颗粒和颗粒大小。任何适用本检测法的医生都有兴趣深挖心脏病的预防手段。此项检测还会测量标准胆固醇的数量和脂蛋白 – 胰岛素抵抗（LP-IR），评估患者对胰岛素抵抗的敏感性。我们强烈推荐那些胆固醇高、需要服用他汀类药物的患者进行这项检测。

糖尿病预防和管理检测（HDLabInc.com）

这是由健康诊断实验室（Health Diagnostic Laboratory）提供的最新、最先进的胆固醇检测方法。这种检测方法可以检测常规的血脂数量、脂蛋白颗粒、炎症标志物、遗传标志物、心脏功能、代谢标志物等。这种检测非常不错，许多开明的医生开始将其用于医疗实践。未来几年，你将听到更多关于这一重要心血管风险检测方法的信息。

离子淌度质谱法（QuestDiagnostics.com）

离子淌度质谱法是奎斯特诊断公司（Quest Diagnostics）研发的一种用于测量脂蛋白胆固醇颗粒的方法。可能有些医生还未注意到有这种方法。它能够更直接、准确和可再现地物理测量血液中各种脂蛋白的大小和浓度。它还能更加可靠地测量低密度脂蛋白胆固醇、高密度脂蛋白胆固醇和极低密度脂蛋白胆固醇等脂蛋白亚类。离子淌度质谱法的精确度令人震惊，因此，其在研究环境和临床环境中都非常重要。

热那亚诊断实验室（Genova Diagnostics）的心血管健康加基因组学检测（GDX.net）

此检测法使用核磁共振技术分析人体血液，评估基本心血管疾病的关键标志物，包括炎症、脂质沉积、内皮功能障碍和凝血因子。这是一种标准的胆固醇检测，几乎涉及高级胆固醇检测的所有标志物，例如脂蛋白 a、高敏 C 反应蛋白、载脂蛋白 E 基因等。此检测法还具备独一无二的功能：按照脂质分级分离法确定胰岛素抵抗分数。

专家解析

我们是否应该在临床环境下检查胆固醇？我认为答案必然是肯定的。我们可以在检查过程中，按照护理标准来测量患者患心脏病的风险。我使用胆固醇检测来监测饮食调整的成功之处或不成功之处。我也不会将这项检测来当作向患者推荐药物的手段，除非某些营养转变方式对患者无效。

——杰弗里·格伯博士

现在，太多人的体内有大量的低密度脂蛋白小颗粒或低密度脂蛋白颗粒。他们根本不知道这些东西的存在，也不知道这些东西可能会对其健康产生负面影响。这可要"多谢"全世界几乎所有主要卫生组织在相当大范围内针对低密度脂蛋白胆固醇实施的洗脑。既然你已经知道了低密度脂蛋白颗粒检测的重要性，你就可以适当采取下列措施：自己做一些适当的检测，或者让你的医生为你做基本检测以外的其他检测。因为基本检测主要关注的是总胆固醇水平和低密度脂蛋白胆固醇，这些指标并不会告诉你太多关于你心脏健康的风险因素。

在本书下一章中，我们将研究标准胆固醇检测中不受重视的"项目"：这些都是大多数医生都会忽视的标志物，但它们是促进心脏病发展的真正风险的关键。

埃里克·韦斯特曼的医生手记

务必记住，测量血液中胆固醇和炎症的重点是预防或治疗动脉粥样硬化。我会建议我的患者定期"检查动脉"，确定其是否出现动脉粥样硬化症状。

本章关键概念

> 低密度脂蛋白胆固醇的大小不一。

> 传统的低密度脂蛋白胆固醇水平只是根据检测胆固醇检测结果计算
> 出的数值。

> A 型低密度脂蛋白胆固醇更大、更松，通常无害。

> B 型低密度脂蛋白胆固醇更小、更密，可能会带来危险。

> 你应接受其中一种颗粒检测以便评估风险。

第 10 章

CHAPTER10

遗忘与忽略：甘油三酯和高密度脂蛋白胆固醇

专家解析

世界上没有一种药物能够很好地降低甘油三酯，这就是主流医生不太关注甘油三酯的原因。然而，甘油三酯对饮食变化的反应非常强烈。如果你减少了碳水化合物的摄入量，那么你体内甘油三酯的水平往往会达到理想水平，即 50 毫克 / 分升至 60 毫克 / 分升。此外，甘油三酯与高密度脂蛋白胆固醇的比例可以很好地指示你的饮食调整效果。如果此比例很高，那么表示你摄入了更多的饱和脂肪和更少的碳水化合物，你的健康状况可能改善。

——保罗·杰米内

我记得，在减掉了 180 磅之后（2005 年初），我曾进行了一次标准血脂检测，用以确定我体内的胆固醇水平。那天，我去找医生帮忙分析我的验血结果，但医生刚好没上班。替他值班的是一位刚从学校毕业的医生助理。他看到了我的检测结果后，对我露出了惊愕的表情。我的总胆固醇水平（对他而言）出奇的高（225 毫克 / 分升），而我的低密度脂蛋白胆固醇含量已经达到了可怕的 130 毫克 / 分升。他坚持认为，我需要服用高剂量的他汀类药物。

不过，当我询问他我的高密度脂蛋白胆固醇（72 毫克 / 分升）和甘油三酯（43 毫克 / 分升）之间的比例是否处于理想水平时，他承认这个比例确实在正常范围之内，但他很快又说道，这个比例与心脏健康无关。注意，我在 2004 年停止服用他汀类药物，我的体重已经从 410 磅减到了 230 磅，我的身体健康状况大有改善。这位助理承认我减掉的三位数体重非常瞩目，但他还是给我开了 40 毫克可以降低胆固醇的他汀类药物——立普妥。

专家解析

大家必须明白，"低密度脂蛋白胆固醇不好"和"高密度脂蛋白胆固醇好"这样的说法是错误的。胆固醇在人体内发挥了很多重要的作用，如果你的细胞内含有大量的胆固醇，你应该感到高兴。你的低密度脂蛋白胆固醇可能会升高这一事实并不是一件坏事。当下关于低密度脂蛋白胆固醇的各类贬损说法缺乏科学事实根据，它们只是用来吓唬消费者和提高他汀类药物销量的手段。

——唐纳德·米勒博士

专家解析

甘油三酯与低密度脂蛋白胆固醇同样与心脏病有关。低密度脂蛋白胆固醇有两种：与心脏病无关的大而松的低密度脂蛋白胆固醇，与心脏病有关的小而密的低密度脂蛋白胆固醇。确定体内哪种低密度脂蛋白胆固醇占主导地位的最佳方法是：检查你的甘油三酯水平。如果你体内的低密度脂蛋白胆固醇含量和甘油三酯水平都高，那么你体内的小而密的低密度脂蛋白胆固醇小颗粒占优势，你的胰岛素抵抗较高并有代谢综合征。这就是我在进行胆固醇检测时想要看的数据。

——罗伯特·卢斯蒂格博士

专家解析

　　甘油三酯与高密度脂蛋白胆固醇的比例不适用于非裔美国人。他们只是甘油三酯水平较低，即便他们有严重的胰岛素抵抗。为什么？因为他们具有不同类型的脂肪酶（使甘油三酯发生分解代谢的酶）。许多文章都已经对此进行了详细的说明。事实上，非裔美国心脏病专家基思·费迪南（Keith Ferdinand）博士一直在强调这种说法。因此，即便甘油三酯与高密度脂蛋白胆固醇的比例很理想，但如果你是非裔美国人，那么请不要考虑这个指标。非裔美国人的胰岛素抵抗的显著特征为血糖异常、肥胖和高血压（而不是甘油三酯水平升高、高密度脂蛋白胆固醇下降）。可悲的是，几乎没有人（甚至医务人员）意识到这一点。

——托马斯·代斯普林博士

　　我不禁疑惑，假如高密度脂蛋白胆固醇或甘油三酯没有低密度脂蛋白胆固醇那么重要，那么为什么要先测量这两个指标？难道它们没有意味着什么吗？它们已经到了该处的位置，为什么要把它们当作不重要的东西丢弃呢？然而，我们前文提到的医生助理（在所学的知识都还记忆犹新的情况下）随随便便地就对此置之不理，转而关注我的低密度脂蛋白胆固醇的数值。他这么做的原因很简单：他觉得，我的身体可以用他汀类药物"修复"。

　　也许你会觉得在当今这个时代，医生会意识到每位患者的情况都有其独特性，任何一种治疗方案都无法像"万金油"一样适合所有人。我直截了当地和那位医生助理说，我不会再服用他汀类药物了，因为我曾经体验过非常严重的不良反应，我没办法忽视这些不良反应。我问他，如果低密度脂蛋白胆固醇真的那么糟糕，那么有没有更自然的方法可以让我的低密度脂蛋白胆固醇水平降下来。令我惊讶的是，他还真的给了我一个方案——虽然他看起来不太情愿。他给了我一本由总部位于奥兰多的佛罗里达脂质研究所（Florida Lipid Institute）发布的小册子，名为"无药降低胆固醇计划"（Drug-

Free Cholesterol Lowering Plan）。该计划是保罗·齐亚伊卡（Paul Ziajka）博士在 2003 年开发的一个项目。

这本小册子推荐了一种低脂"生活方式改变"方案，并建议读者将鸡蛋、奶酪、黄油和红肉等食物替换成豆腐、烤鸡、低脂奶酪、低脂牛奶和人造黄油。此外，这本小册子还介绍了一种用于降低胆固醇的"三成分计划"，涉及的成分是：植物固醇、大豆和可溶性纤维。按照小册子的介绍，植物固醇（例如倍乐醇和掌控（Take-Control）两个品牌的产品）有助于人体吸收胆固醇；大豆据称可以降低胆固醇含量（即便这个说法正受到质疑）；可溶性纤维有助于降低胃肠道中的胆固醇。如果你遵循这个计划，那么齐亚伊卡博士承诺：你的低密度脂蛋白胆固醇水平将会下降 45%，而你的总胆固醇水平将下降 35%。

这本小册子的最后就是齐亚伊卡博士的下面这段话，说到这里，我不禁笑了起来："遵守我们的计划，践行低胆固醇和低脂的生活方式，你的胆固醇水平将降低一半！请记住，你余生都要一直坚持这种生活方式。"

在我的余生当中，要一直坚持低胆固醇、低脂肪的生活方式？我可不想！我已经尝试过低脂饮食，但很明显，这种饮食方式对我不起作用。我的低碳水化合物生活方式可以让我保持健康？如果采纳了小册子中的计划，这就意味着我要放弃已经帮助我减了三位数体重并使我恢复健康的生活方式，我才不呢。

在离开医生办公室之前，我再次询问医生助理是否可以采用别的低密度脂蛋白胆固醇检测方法重新检查我的身体。医生助理再次驳回了我的这个想法（说实话，我的医生可能也会这么说）。他说，其他的检测方法很不可靠，而且成本很高，不值得做。他对于进一步研究相关数据的消极态度让我感到震惊和沮丧。有多少其他想要挑战传统观念（使用他汀类药物和低脂饮食治疗高胆固醇）的患者从自己的健康委托人那里听到了这样的不着边际的话？

专家解析

甘油三酯和高密度脂蛋白胆固醇是衡量患者是否有患心脏病的风险的极佳生物标志物。甘油三酯升高和高密度脂蛋白胆固醇下降这种极端的组合会使我们患心脏病的风险提升 15 倍。我认为，忽视这些生物标志物是一种不谨慎的行为。相反地，我们应该了解这些生物标志物对我们的健康意味着什么。这就是为何我决定探究"我的体重为什么增加了""我应该怎样做才能解决我那异常的脂质水平"等问题。

——大卫·戴蒙德博士

埃里克·韦斯特曼的医生手记

随着我的阅读量、研究数量和患者数量增多，我变得越来越不在意人们对血液胆固醇水平的传统看法。对于绝大多数血液胆固醇水平基本正常的人，我甚至都不在意他们血液中的胆固醇。医生接受的教育（然后他们又转而教我们这些患者）是：血液中的胆固醇是不好的东西，低密度脂蛋白胆固醇非常不好或是致命的，同时高密度脂蛋白胆固醇对身体无害。并且，由于制药公司只能生产出降低低密度脂蛋白胆固醇的药物，我们对高密度脂蛋白胆固醇知之甚少。美国医学界有一种镇压少数人意见的方法。或许是我们急于制定指南，也或许是制药公司之间的竞争性质，我们已经忘记了如何做真正的科学研究。现实情况是，一直有一群科学家和临床医生从来都没有相信过那些与胆固醇相关的破绽百出的解释——例如，以精确诊断代谢综合征而著称的杰拉尔德·瑞文（Gerald Reaven）博士以及推广低碳水高脂肪饮食法的罗伯特·C.阿特金斯（Robert C. Atkins）博士。相反地，他们强调降低甘油三酯和提高高密度脂蛋白胆固醇水平的重要性。当他们提出自己的主张时，他们并不知道背后的原因，但他们知道，强调血液中的这些成分，会对正在治疗减肥和慢性疾病的患者有所帮助。现在，随着科学精密度的提升，我们知道了为什么甘油三酯和高密度脂蛋白胆固醇这一组合的数值比低密度脂蛋白胆固醇和总胆固醇水平这一组合要有意义得多。

专家解析

仅仅根据总胆固醇水平就开出的药物就是一种"毒药"。这是 20 世纪 60 年代（这实际上是脂质学的石器时代）才会有的做法。时至今日，科学早已发生了巨大的变化。

——盖里·陶比斯

专家解析

我认为，人们都太过关注低密度脂蛋白胆固醇含量和总胆固醇水平，以至于一度没人关注甘油三酯。概括地说，高甘油三酯会触发人体产生小而密的脂蛋白胆固醇颗粒，而这种颗粒就是我们现在认为的会导致动脉硬化的氧化过程和发炎过程的不可或缺的成分。

——马克·西森

埃里克·韦斯特曼的医生手记

目前，你已经了解到：如果体内的脂蛋白胆固醇颗粒大都是低密度脂蛋白胆固醇小颗粒，那么事情就不妙了，因为这种颗粒最终会导致动脉粥样硬化。如果这时候人体内的甘油三酯水平也很高，那么这些小而密的低密度脂蛋白胆固醇颗粒数量将会猛增，而高密度脂蛋白胆固醇颗粒数量会变少。如果你想通过查看标准胆固醇检测报告单中的某些参数来确定您罹患心血管疾病的风险，你只须将甘油三酯的数值除以高密度脂蛋白胆固醇的数值，即可得出甘油三酯与高密度脂蛋白胆固醇的比值。这个比值能够确定你体内的低密度脂蛋白胆固醇小颗粒是否占大多数。甘油三酯与高密度脂蛋白胆固醇的比例较高时，就表示你体内的低密度脂蛋白胆固醇小颗粒占大多数。相反，甘油三酯与高密度脂蛋白胆固醇的比例较低时，就表示你体内的低密度脂蛋白胆固醇小颗粒并不多，也就是说，你罹患心脏病的风险较低。

专家解析

我一般先看甘油三酯的数值。如果它们低于100毫克/分升且接近50毫克/分升，那么我会感到很满意。最重要的是，我认为甘油三酯和高密度脂蛋白胆固醇的比例最好接近1或低于1。

——卡西·比约克

埃里克·韦斯特曼的医生手记

我们经常需要工作人员来解释这个比值对患者而言意味着什么。这种解释工作与翻译外语没什么区别。然而，即便是某些医疗专业人士（接受过"只需关注低密度脂蛋白胆固醇"教育）都无法理解"甘油三酯和高密度脂蛋白胆固醇的比例"这一概念。这就是我们必须启蒙医生，以便他们能够帮助患者的原因，就像我在临床实践中所做的那样。像我这样的医生应当成为基层变革的推动者，尽可能地教育尽可能多的医生和患者。

了解你的甘油三酯与高密度脂蛋白胆固醇的比例对于
评估你的心脏健康相关风险而言至关重要

专家解析

如果你无法测量低密度脂蛋白胆固醇小颗粒数量，那么接下来最应该参考的是甘油三酯和高密度脂蛋白胆固醇这两个标志物。你应该将它们考虑在内，而不是遵循标准胆固醇检测报告单上的常规指南。甘油三酯水平在 150 毫克 / 分升以下毫无意义，努力将它减少 50 毫克 / 分升还差不多。对于高密度脂蛋白胆固醇，接近或超过 50 毫克 / 分升最好。理想情况下，高密度脂蛋白胆固醇的浓度最好在 70 毫克 / 分升至 80 毫克 / 分升之间或更高。如果你体内的甘油三酯水平较低，而高密度脂蛋白胆固醇水平较高，那么你体内可能有低密度脂蛋白胆固醇小颗粒，但可能不是很多。

——威廉·戴维斯博士

你有没有留意过你的标准胆固醇检测报告单上甘油三酯或高密度脂蛋白胆固醇的数值是多少？在读这本书之前，你是否知道它们是什么？对大多数人来说，答案是否定的。不过，正如本书合著者韦斯特曼博士在前文指出的那样，你更应该关注胆固醇检测报告单上的这两项关键数值。相较于了解，例如你的高密度脂蛋白胆固醇超过了 50 毫克 / 分升，且你的甘油三酯在 100 毫克 / 分升以下这样的信息，仅关注低密度脂蛋白胆固醇或总胆固醇对心血管风险的预测效果并没那么好。甘油三酯与高密度脂蛋白胆固醇的理想比例是 1:1。你想猜猜哪些行为可以让上述比例达到完美平衡吗？答案就是减少碳水化合物摄入量、增加脂肪摄入量。我相信大家都已经很熟悉这个答案了。

专家解析

胆固醇异常的最大标志物是血液中甘油三酯水平上升。甘油三酯是决定整体代谢健康的最重要的生物标志物之一。甘油三酯和高密度脂蛋白胆固醇之间存在强烈的反比关系。

——多米尼克·达戈斯蒂诺博士

甘油三酯是血液中的一种脂肪，会导致心脏病和中风。不过，你在这之前可能从未听说过它。医疗机构将他们的全部关注都挥霍在了低密度脂蛋白胆固醇之上。大卫·戴蒙德博士，本书的一位特邀专家，因个人经历而对甘油三酯进行了深入挖掘。在 2006 之前，他的甘油三酯水平非常高，高到不容忽视的地步。后来他了解到，甘油三酯生成的主要推动力是碳水化合物。

专家解析

甘油三酯水平高的最常见原因是摄入了太多的碳水化合物。

——保罗·杰米内

专家解析

高甘油三酯是细胞能量代谢受损的一个标志物。由于受损的细胞燃烧糖的能力变差，我们的身体就必须保持血液中的甘油三酯处于一个高水平状态，作为无法燃烧糖分的细胞的食物。受损细胞无法控制糖分的原因在于它们没有足够的硫酸盐。于是，为了储存糖分，它们需要更多的硫酸盐。这样，我们的身体就会出现高血糖和高甘油三酯的症状。

——斯蒂芬妮·塞内夫

大卫·戴蒙德博士与甘油三酯的对战

一般建议是甘油三酯水平保持在 150 毫克 / 分升以下。20 世纪 90 年代末，大卫·戴蒙德博士的甘油三酯水平开始上升。到了 2006 年，他的甘油三酯水平达到了可怕的 800 毫克 / 分升！我们现在知道了这个数值有多么可怕。但在当时，所有人都没怎么关注甘油三酯水平。于是，大卫·戴蒙德博士也就忽略了这个数值。他当时的总胆固醇水平为 220 毫克 / 分升，相对较低，因此他觉得自己的身体还挺好。然而，他的身体出现了明显的变化。"在我大学毕业后的几年里，我的体重增加了大约 25 磅。当我明显超重时，我开始担心自己的健康状况。"戴蒙德告诉我说，"体重增加可能是最重要的生物标志物之一，因为这表明身体内部出现了某些问题。"

2006 年，他的医生终于开始担心了。除了甘油三酯水平很高外，他的高密度脂蛋白胆固醇变得非常低。医生给出的原因是他那升高的甘油三酯具有遗传倾向。他的医生还告诉他，除了药物治疗之外，别无他法。然而，戴蒙德希望找到一个更自然的解决方案。他开始学习相关知识，并碰巧发现了使其想法彻底改变的颠覆性理念。"有一种非常简单的方法可以提升甘油三酯水平，那就是摄入碳水化合物，"戴蒙德博士说道，"导致高甘油三酯的原因不是膳食脂肪，而是糖分！"

通过减少碳水化合物的摄入量，戴蒙德使其甘油三酯水平从 800 毫克 / 分升下降到 150 毫克 / 分升以下。在此期间，他没有服用过任何相关药物。"有趣的是，"他说，"我的高密度脂蛋白胆固醇水平从极低的 25 毫克 / 分升上升到了非常健康的 50 毫克 / 分升。所以，我现在身体各项指标的数值都很棒了，这完全归功于我对饮食习惯的调整。"

高密度脂蛋白胆固醇与甘油三酯密切相关

高密度脂蛋白胆固醇绝对与碳水化合物的摄入量和脂肪摄入量有关。减少碳水化合物的摄入量并增加健康饱和脂肪（例如黄油、全脂动物源性食物和鸡蛋）的摄入量，能够使我们的高密度脂蛋白胆固醇水平上升到令人满意的程度。如果时常可以看到通过低碳水化合物和高脂肪饮食法（而不是药物）就能改善健康的例子，那么医学界会将这种饮食方式称作胆固醇和心血管健康内科治疗有史以来最惊人的突破。不过，由于这种方式只需要改变饮食结构，推广这种方式无利可图，于是，健康专家对其反应相当于集体打了一个哈欠。改善健康和自然地治疗疾病毫无疑问比挣钱重要，但这不是这个世界运转的规则。很不幸的是，金钱抹黑了其他好人的判断和动机。

专家解析

当然，饱和脂肪会导致胆固醇升高，但它更多的是提升高密度脂蛋白胆固醇水平，增加大而松的低密度脂蛋白胆固醇颗粒（而非小而密的坏颗粒）的数量。

——卡西·比约克

幸运的是，没有人能够阻止你掌控自己的健康，而你只要更加关注甘油三酯和高密度脂蛋白胆固醇的数值就已经是朝着这个方向迈出了一大步。在下一章中，我们的专家将解释你之前可能没听过的一些值得关注的事情。这些信息都是满满的干货，准备好吸收吧！

本章关键概念

> 医生倾向于忽略甘油三酯和高密度脂蛋白胆固醇。

> 开明的临床医生不再关注传统的胆固醇数值。

> 真正的科学应该做到质疑传统观念，但现在人们并没有做到这一点。

> 甘油三酯水平升高和高密度脂蛋白胆固醇水平下降会导致"坏"的低密度脂蛋白水平升高。

> 测定甘油三酯与高密度脂蛋白胆固醇的比例对于心脏健康的评估至关重要。

> 摄入碳水化合物会使甘油三酯水平上升。

> 在不用服用药物的情况下，减少碳水化合物的摄入就能使甘油三酯水平下降。

> 摄入更多的饱和脂肪能够使高密度脂蛋白胆固醇水平上升。

> 如果低碳水化合物和高脂肪饮食法是一种药物，那么它将被评为科学突破。

第 11 章

专家关于心脏健康关键标志物的争论

专家解析

我们应当向所有人揭穿胆固醇谎言的真面目，因为这个谎言对于人们来说是一件坏事。

——唐纳德·米勒博士

到目前为止，我们已经用大量的篇幅解释了在谈及心脏健康时，为什么低密度脂蛋白胆固醇和总胆固醇的数值都被过分强调，而甘油三酯、高密度脂蛋白胆固醇和低密度脂蛋白胆固醇颗粒的数值都被轻视。我们还强调炎症和氧化是引起心脏病的真正原因。我们揭穿了低脂饮食谎言的真面目，并曝光了富含碳水化合物和 ω-6 的饮食的邪恶之处。在整本书中，专家们定期衡量了"专家解析"引语（灌输了我们向你分享的内容）。如果《胆固醇，其实跟你想的不一样！》这本书有一颗心，那么这颗心就是从这些医生、研究人员、营养学家和开明的健康专家那里收集到的智慧。所以，何不为这些专家单独开设一个章节。

接下来的篇幅是我尊敬的专家们的简短的智慧集锦。一旦你更加全面地掌握了这些篇章分享的智慧，你会发现本章可以说是本书信息最丰富的章节。本章节将会阐述一些对你而言全新的一些概念、想法和表述。再强调一遍，如果你不理解他们说的内容，请不必担心，这些内容都会在适当的章节中得到解释。现在请准备好大吃一惊吧！

专家解析

我们现在知道，氧化和炎症是心脏病的真正驱动因素。越来越多的医生开始明白这一点。不过，人们已经证实，最有效的抗氧化和抗炎症"药物"是食物。你选择吃什么和不吃什么对于血脂和心脏病风险下降的影响最大。人们从中看到了个人力量在医学领域发挥了前所未见的作用，意识到我们不一定会成为家族不良基因的受害者，我们可以通过了解食物和运动的力量来掌控自己的健康状况。

——马克·西森

专家解析

如果你仔细观察高级脂质检测结果（低密度脂蛋白胆固醇颗粒、载脂蛋白B和低密度脂蛋白胆固醇的大小和密度），你会发现，心脏病问题就是碳水化合物问题。如果你将低密度脂蛋白胆固醇当作罪魁祸首，那么你会将心脏病问题归咎于饱和脂肪。

——盖里·陶比斯

专家解析

对我而言，降低甘油三酯的水平最为重要，因为甘油三酯的水平会随着加工过的碳水化合物、糖类和反式脂肪的摄入量增加而增加。如果你将甘油三酯水平控制在了50毫克/分升或更低的水平，那么你将会看到你的身体整体状况得到了改善。我还喜欢检查糖化血红蛋白（HgA1c）的数值，这个数值代表的是血糖水平随着时间的推移所呈现的一致性。理想情况下，该数值应低于 5.0%。当然，我也会关注 C 反应蛋白（CRP）标志物，它是全身炎症的警示信号。C 反应蛋白的水平应低于 1.0 毫克 / 分升。如果 C 反应蛋白水平上升，但你并未出现感染迹象，那么这意味着你的血管出现了炎症。C 反应蛋白水平高的人，其胆固醇水平也很高，这一点都不值得惊讶，因为身体需要胆固醇来修复 C 反应蛋白带来的问题。对于 C 反应蛋白水平低于 1 毫克 / 分升的客户，我一点儿都不关心他的胆固醇水平有多高。将这些信息传递给大家真的很难，因为他们的医生只会警告他们胆固醇水平。一旦我向人们展示真正有效的东西，并获得了他们的信任，他们会信任我胜过于他们的医生。当我们谈论炎症时，我喜欢研究是什么导致了炎症。如果客户的 C 反应蛋白水平很高，我就想找出导致其炎症的根本原因——吸烟、酗酒、摄入反式脂肪和加工过的胆固醇、高血糖、与化学品接触、高血压和精神压力都可以导致炎症。这份清单上的所有原因都与普通的医学知识相悖，因为后者会直接将炎症归咎于高脂饮食。

——卡西·比约克

专家解析

对于脂质，显然你最应该关心的是高密度脂蛋白胆固醇和极低密度脂蛋白胆固醇，也就是你的甘油三酯水平。当你的高密度脂蛋白胆固醇水平较低，且你的极低密度脂蛋白胆固醇水平较高时，你的代谢系统就已经紊乱。甘油三酯水平是某些你真正应该担心和控制的潜在问题（例如胰岛素抵抗和代谢综合征）的非常重要的指标。这些潜在问题都是身体健康处于危险状态的重要标志。

——马尔科姆·肯德里克博士

专家解析

高半胱氨酸（一种氨基酸）水平升高是心脏病的风险因素。高半胱氨酸水平的风险系数实际上比低密度脂蛋白胆固醇大得多。没有任何药物能够在不会使身体状况变得更糟的情况下，改善高半胱氨酸水平。有意思的是高半胱氨酸是硫酸盐的前体。高半胱氨酸变成硫酸盐的过程必然会导致身体出现氧化损伤。为了产生硫酸盐，高半胱氨酸会诱导通向心脏的血管出现炎症，使动脉壁被动脉粥样硬化斑块堵塞。硫酸盐不足是隐藏在所有现代疾病背后的关键问题。一切又回到了原点。硫酸盐不足是下面多个原因造成的：食品加工导致食物中的硫酸盐含量下降、暴露于环境毒素以及缺乏日晒。我们的身体需要硫酸盐来排出当我们暴露于塑料、杀虫剂或铝时，身体吸收的化学物质。例如，草甘膦是农达（Roundup）除草剂的活性成分，广泛用于除草剂。然而，草甘膦实际上会破坏硫酸盐的输送和合成。防晒霜中通常含有铝，会破坏皮肤中的硫酸盐合成。而阳光会催化皮肤中的硫酸盐合成。因此，如果你因为想要避免晒太阳而涂防晒霜，那么你其实就是在阻止你的皮肤产生胆固醇硫酸盐。胆固醇硫酸盐主要由皮肤输送到所有其他组织，但由于我们现在各种各样的生活方式，我们的皮肤无法完成这项工作。

——斯蒂芬妮·塞内夫

专家解析

降低胆固醇最重要和最有效的方法是：减少体内的所有炎症和消除精神压力。要做到这一点，你需要保证充足的睡眠、适当运动和正确饮食（这一点最重要）——我的意思是，将饮食习惯改为低碳水化合物的饮食习惯。以我多年的行医经验来看，降低胆固醇水平最重要的措施是正确饮食。

——弗雷德·佩斯卡托雷博士

专家解析

许多人认为心血管疾病由感染引起。出现动脉粥样硬化的动脉中可以检测到50多种不同的细菌和病毒，但正常的动脉中不会有这些细菌和病毒。

急性心脏病发作的症状与感染的症状相同：低烧、红细胞沉降率升高和白细胞增多。出现动脉粥样硬化的组织经常发炎，所以，现代许多研究人员认为动脉粥样硬化由炎症引起。不过，我们并不赞同这个观点。我们认为炎症是由感染引起的。炎症的存在有其必要性（它是我们身体对抗干扰的一种手段），因此，所有使用抗炎症的试验都会导致心脏病发作的风险增加。

——乌夫·拉文斯科夫博士

专家解析

事实显而易见，胆固醇水平并不能提示人们患心脏病的风险程度。即便事实的确如此，那我应该怎样应对升高的胆固醇水平？就我个人而言，我不太可能服用他汀类药物，因为它们对我身体的改善很少，不良反应却大得多。如果想要保持心脏健康，我可以努力采用一种天然食品饮食法、增加运动量、提高维生素 D 水平、不吸烟等。不过，我已经开始执行这套方案了。换言之，知道我的胆固醇水平并不会改变任何事情，所以知道这个数值并没有意义。这也就是当别人问我，我的胆固醇水平有多高时，我会回答"我不知道，我也不需要知道，因为它不会对我管理健康的方式产生任何影响"的原因。

——约翰·布里法博士

专家解析

成百上千人共同完成的数十项研究共同向大众表明：总胆固醇与高密度脂蛋白胆固醇的比例是心血管疾病及其死亡率的最强预测指标。此指标独立存在，基于血脂情况。

——克里斯·马斯特约翰博士

专家解析

高密度脂蛋白胆固醇对身体有益，我们都希望自己体内的高密度脂蛋白胆固醇水平较高，但我们不能通过药物来提升高密度脂蛋白胆固醇水平。我们可以通过减少碳水化合物的摄入量、增加脂肪的摄入量和锻炼来自然地提升高密度脂蛋白胆固醇水平。

——大卫·戴蒙德博士

专家解析

动物全身都含有我们身体所需的微量营养素。摄入好的微量营养素和改善肠道健康对我们的脂质健康而言至关重要。

——保罗·杰米内

专家解析

我会检查几种参数。首先，我希望看到你们体内的好的高密度脂蛋白胆固醇的水平稳定，并且比大多数实验室认为的"正常"值高出至少 10 个点。然后，我希望你们的甘油三酯水平低于 150 毫克 / 分升，只要它低于 150 毫克 / 分升，那么我认为它就没必要低于高密度脂蛋白胆固醇的含量。最后，我会检查空腹血糖和糖化血红蛋白。

——凯特·沙纳汉博士

专家解析

如果你的甘油三酯与高密度脂蛋白胆固醇的比例（可免费计算）不正常，那么最好再花些钱去检测载脂蛋白 B 或低密度脂蛋白颗粒。美国任何一家实验室都可以测量载脂蛋白 B。糖尿病患者、糖尿病前期患者和胰岛素抵抗患者的残余风险尤其高，他们都应该定期进行这项检查。传统胆固醇检测的预测性结论为什么会与载脂蛋白 B 或低密度脂蛋白胆固醇颗粒预测的结论稍微有些不同？这要归结于传统的胆固醇检测结果报告单计算非高密度脂蛋白胆固醇的方式仅仅是总胆固醇水平减去高密度脂蛋白胆固醇水平。总胆固醇是载脂蛋白 B 颗粒中胆固醇的总和，而不是高密度脂蛋白胆固醇颗粒中胆固醇的总和。从理论上讲，高密度脂蛋白胆固醇颗粒中的胆固醇不会对我们的身体有害，因为这些颗粒不会将胆固醇输送到动脉壁中，因此，我感兴趣的是载脂蛋白 B 颗粒中的胆固醇。非高密度脂蛋白胆固醇的水平显示的是载脂蛋白 B 颗粒中胆固醇的水平。这就是非高密度脂蛋白胆固醇这个生物标志物比低密度脂蛋白胆固醇好的原因，所有人都应该计算自己的非高密度脂蛋白胆固醇的水平，而不是低密度脂蛋白胆固醇的水平。

——托马斯·代斯普林博士

专家解析

把低密度脂蛋白胆固醇视为"坏"胆固醇的观念已经落伍大约 30 年。我们发现，低密度脂蛋白胆固醇在大约 20 年前就已经有了不同的形式。真正的坏胆固醇（小而密的低密度脂蛋白颗粒）是造成大多数人肥胖和患糖尿病的主要原因。那么我们如何预测小而密的低密度脂蛋白胆固醇颗粒呢？最简单的方法是，你是否存在甘油三酯升高但高密度脂蛋白胆固醇较低的情况。甘油三酯升高和高密度脂蛋白胆固醇较低标志着肥胖症和代谢综合征已经发生发展，而这两种症状已经被确定是糖尿病前期的症状。

——肯·斯卡瑞斯博士

专家解析

很多人害怕做出这些改变，但你可以通过逐渐减少他汀类药物的剂量，同时尝试有助于改善整体健康的饮食习惯，来减少心脏代谢风险。你可以跟踪你的甘油三酯、高密度脂蛋白胆固醇，甚至低密度脂蛋白胆固醇颗粒或载脂蛋白 B 颗粒等参数的数值，从而评估你目前的做法是否有效。对于许多人来说，这种方式可以让他们采用新的思维方式——减少炎症，而不是降低胆固醇水平。

——菲利普·布莱尔博士

专家解析

胰岛素抵抗很重要，因为它是动脉粥样硬化的根本原因。随机血糖水平高于 120 毫克／分升、大量小颗粒或者说 B 型低密度脂蛋白胆固醇颗粒、残余脂蛋白、上升的 C 反应蛋白水平、糖标记（GlycoMark）低和 5.0%～5.30% 的糖化血红蛋白水平，这些都是我想要更认真地对待每位患者的原因。你真的不需要做高级脂质检测，每张标准血脂检测报告单上都会有甘油三酯、高密度脂蛋白胆固醇和非高密度脂蛋白胆固醇的数值。

——洛基·帕特尔博士

专家解析

隐藏在心脏病背后的遗传原因清单一直在不断变长，但其中两个最主要的遗传原因是：脂蛋白 a（我认为这是心脏病的最强力风险因素，但却没有人将心脏病归咎于它）和低密度脂蛋白胆固醇小颗粒过度表达的遗传倾向。

——威廉·戴维斯博士

专家解析

与高血糖和胰岛素相关的促炎信号通路的上调对心血管健康的不利影响远高于升高的胆固醇水平的影响。

——多米尼克·达戈斯蒂诺博士

专家解析

在评估心血管风险时，我最不关注的就是标准胆固醇检测——美国医疗机构通常会提供的检测。我首先想知道甘油三酯与高密度脂蛋白胆固醇的比例。这一比值是整个血脂检测报告单中最能说明我们目前健康状况的数据。它是胰岛素抵抗和昂贵的胆固醇颗粒检测的绝佳替代品。在胆固醇检测中，只有胆固醇颗粒检测才有实际价值，因为它会告诉我们低密度脂蛋白胆固醇和高密度脂蛋白胆固醇颗粒的数量和大小。如果你无法去做胆固醇颗粒检测，那么甘油三酯与高密度脂蛋白胆固醇的比例也是一个很好的指标。如果你的甘油三酯与高密度脂蛋白胆固醇的比例过高，那么这几乎可以肯定，你体内含有大量的小而密的 B 型低密度脂蛋白胆固醇颗粒，这是不好的现象。然而，仅关注低密度脂蛋白胆固醇的数值就毫无意义了。

——乔尼·鲍登博士

专家解析

膳食中的胆固醇并不是心脏病的风险因素。我在 1979 年 1 月《美国临床营养学杂志》(*American Journal of Clinical Nutrition*) 上发表的研究报告中已经进行了相关说明。你可以通过尿检来测定自己体内已氧化低密度脂蛋白胆固醇的数量。

——弗雷德·库默罗博士

专家解析

"他汀类药物用于一级预防的依据如下，某他汀类药物的干预试验（简称'JUPITER 研究'）"证明，心血管风险的最佳标志物是可检测炎症的 C 反应蛋白。JUPITER 研究的受试者是胆固醇水平在 130 毫克 / 分升或以下，且 C 反应蛋白水平在上升的人。这些受试者中，一半的受试者服用他汀类药物，另一半的受试者服用安慰剂。降低炎症是预防心脏病的关键。

——杜安·格拉韦林博士

专家解析

我经常说，要在临床医学获得最大效益。我的底线是：可揭示炎症和氧化应激水平的基本检测。因此，我会查看是否存在胰岛素抵抗的标志物。检查肾上腺功能和甲状腺功能也很重要。

——杰弗里·格伯博士

专家解析

对于普通人而言，与其担心自己的胆固醇，还不如开始关注自己的餐后（用餐完毕后）血糖。对我来说，健康的关键是将餐后血糖水平控制在 140 毫克／分升以下。想想糖尿病患者。他们有慢性、间歇性高血糖症，他们的内皮细胞（在一些特别脆弱的区域）已经患病并死亡。他们可能失明、肾功能衰竭、双腿截肢、死于早发性心脏病或患有神经病。他们之所以出现这些症状是因为，他们的内皮细胞无法像身体的其他部位那样抵抗血糖阻滞。预期尝试用药物修改所有代谢途径，为什么不尝试从饮食中消除糖类？越来越多的医学文献将胰岛素水平与疾病挂钩，但没人问我们要怎样才能使我们的胰岛素水平上升。

——德怀特·伦德尔博士

专家解析

将脂质标志物按可靠程度自上往下排列，总胆固醇水平排在最后（最不可靠）；低密度脂蛋白胆固醇这个标志物也没那么可靠；非高密度脂蛋白胆固醇相对较可靠；低密度脂蛋白胆固醇颗粒浓度更可靠；载脂蛋白 B 的浓度也可以考虑在内，因为它与低密度脂蛋白胆固醇颗粒浓度非常相似。

——罗纳德·克劳斯博士

专家解析

我们要摆脱生活中会导致炎症的因素：食物、空气和水中的化学物质，家具清洁用品，化妆品和个人卫生用品，药品和营养品，病原体，转基因生物，氧化胆固醇、多不饱和油以及重金属。

——罗恩·欧利希博士

专家解析

在执行普通的代谢病筛查时，如果需要把检测数量缩小到几个，那么我会测量体检人员的腰围，检测其尿酸、腹胰岛素和血脂。

——罗伯特·卢斯蒂格博士

专家解析

人们会经常问我："如果胆固醇不会导致心脏病，那什么会？"我一般会告诉他们心脏病的四种危险因素：维生素缺乏（尤其是维生素 A、维生素 D、维生素 E、维生素 K_2、维生素 B_6、维生素 B_9 和维生素 B_{12}），低脂饮食（通常指摄入较低的饱和脂肪和较高的碳水化合物），多不饱和脂肪以及精神压力。在这几个因素中，维生素 K_2 缺乏在心脏病发生、发展的过程中扮演着尤其重要的角色。

——唐纳德·米勒博士

埃里克·韦斯特曼的医生手记

评估代谢风险时，首先检查血糖，然后测量血清甘油三酯和高密度脂蛋白胆固醇水平，再然后（如果可以）测量低密度脂蛋白胆固醇大小——它们是小还是大？我知道本书主要介绍的是胆固醇，但只关注胆固醇而不关注血糖会使本书变得不完整。

正如你所看到的，所有这些一流、开明的健康专家都得出了相同的结论：将低密度脂蛋白胆固醇和总胆固醇水平当作心脏健康状况的主要标志物的行为简直荒谬可笑。我们还应关注一些重要的事项。在下一章中，我们将聊聊为什么大多数医生都坚持宣传迂腐、过时的胆固醇理论。

本章关键概念

> 食物是最有效的"药物"。

> 甘油三酯、糖化血红蛋白和 C 反应蛋白水平比总胆固醇水平更能反

映心脏健康状况。

> 要使身体达到最佳健康状态，我们需要控制高半胱氨酸水平。

> 感染会导致炎症加重，进而导致心脏病。

> 高密度脂蛋白胆固醇水平高是一件好事。

> 脂蛋白 a 和低密度脂蛋白胆固醇小颗粒的遗传倾向常常被人忽视。

> 我们每个人都应该检查自己尿液中的已氧化低密度脂蛋白胆固醇含量。

> 检查胰岛素和血糖，评估整体代谢健康状况。

> 腰围和尿酸水平是整体健康状况的极佳指标。

第 12 章
CHAPTER 12

为何如此之多的医生对胆固醇一无所知

专家解析

当我们知道自己的动脉中有胆固醇时，治疗动脉便成了我们的标准操作。制药公司闻风而来，操纵了这个领域的医疗实践。他们操纵的方式并不是贿赂医生……实际手段要复杂得多。我记得，他们曾让我发表演讲，让我成为一名意见领袖，赞助我的研究，让他们的人成为美国食品药品监督管理局的评审员，甚至参与创建了"美国国家胆固醇教育项目"。于是，随着治疗标准的发布，如果高胆固醇患者来到我的办公室咨询，而我没给他开他汀类药物的话，那么患者会认为我的治疗不符合标准。所以，现在的医生除了给高胆固醇患者推荐他汀类药物，基本上别无选择。

——德怀特·伦德尔博士

成为一名医生十分困难，需要接受多年的教育并投入大量的资金。然而，它的回报可能是巨大的，还有什么比奉献自己的一生去医治患者更高尚的事情？我再强调一遍：我非常尊重护士、医生、自然疗法师、营养师、脊椎按摩师等医务人员，他们为改善他人健康做出了牺牲和奉献。他们值得我们致以最崇高的敬意和感激之情。

　　尽管如此，我对传统意义上训练有素的医生对健康营养成分的了解如此之少感到不安。可悲的是，他们学到的很多知识都基于安塞尔·基斯（我们之前讨论过的）和乔治·麦戈文（George McGoven）推行的理论。乔治·麦戈文是几十年前负责让政府人员参与制定美国国家标准饮食建议的一名政治家。不过，那些与基斯那相当不可靠的研究结论相反的 21 世纪最新研究成果为什么没被推广？除了本书的特邀专家外，主流医学界似乎下定决心要坚持推广过时、可能有危险的理论。这真让我困惑。难道"首先，不伤害他人"不是《希波克拉底誓言》[⊖]中的原则吗？

专家解析

　　在过去的 50 ～ 60 年里，我们一直在给人们错误的建议。对此，我们并没有告诉大众我们之前关于肥胖和慢性疾病的观点有误，相反，现在还有人认为我们应该加强大众对错误观点的认同。这些人就好像某些狂热信徒：他们无法转换思想，因为他们无法控制自己去转换思想。

——马尔科姆·肯德里克博士

　　我的博客读者发给我的一些电子邮件中，内容最沮丧的包括一些读者的医生对其胆固醇的回应。让我感到难过的是，我们已经了解低密度脂蛋白胆固醇和总胆固醇水平与心脏病毫无关系，但这些医生仍在给患者制造恐慌，并仅仅根据这项数值就给患者开一些没必要吃的药物。正如本书第 5 章所述，他汀类药物适合一小部分拒绝健康生活方式的患者。在大多数情况下，这类药物被滥用，被开给一些并不需要它们的患者。我们来看看部分邮件的内容。

　　⊖　希波克拉底是古希腊医师，这一誓言一直是后世医师的道德纲领。——译者注

专家解析

有一些便捷的工具可以测量一些医生会关注的数值。

——肯·斯卡瑞斯博士

◀ 我的总胆固醇水平为 225 毫克 / 分升，我的医生想让我服用他汀类药物，将总胆固醇水平降到 147 毫克 / 分升。我果断地拒绝了他的建议，因为我的高密度脂蛋白胆固醇是 70 毫克 / 分升，而我的甘油三酯是 41 毫克 / 分升。

◀ 53 岁时，我被诊断出患有 1 型糖尿病。我现在遵循低碳水的原始饮食法。最近，我的胆固醇水平有些上升。我的医生给我开了低剂量（10 毫克）的他汀类药物，但我没有服用！现在，我的总胆固醇水平为 234 毫克 / 分升，低密度脂蛋白胆固醇水平为 139 毫克 / 分升。我的高密度脂蛋白胆固醇为 85 毫克 / 分升，而我的甘油三酯水平在我们家中是最高的，达到 148 毫克 / 分升。我不想我的医生开的处方药最终会给我带来更多问题。顺便说一句，我体重 95 磅。所以，除了碳水化合物以外，我的饮食当中没有什么食物需要减量的了。

◀ 我的胆固醇在 2006 年达到巅峰，当时我被诊断出患有 2 型糖尿病。我的医生注意到我的总胆固醇水平高达 199 毫克 / 分升，其中低密度脂蛋白胆固醇水平为 165 毫克 / 分升。我的高密度脂蛋白胆固醇水平低至 28 毫克 / 分升，而我的甘油三酯水平高达 154 毫克 / 分升。我的空腹血糖水平是 258 毫克 / 分升，而我的医生想立即将它们降低。几个月后，他给我开了立普妥，因为他希望将我的低密度脂蛋白胆固醇水平降到 100 毫克 / 分升以下。我正准备服用立普妥时，我的妻子提醒我它有一些不良反应。在研究他汀类药物的不良反应时，我碰巧读到了杜安·格拉韦林博士和其他胆固醇怀疑论者的一些作品，这些作品促使我决定不服用立普妥。就在那时，我发现了一种用于治疗糖尿病的低碳水化合物饮食，并尝试这种饮食方式。当我再去医生那里时，我觉得我的医生可能会责怪我没服用他之前给我开的降低胆固醇的药，但是我的低密度脂蛋白胆固醇水平降到了 101 毫克 / 分升，在没有服用任何药物的情况下，可以想象我当时有多么惊讶。无须多说，医生再也没有让我服用他汀类药物了。我的低密度脂蛋白胆固醇水平已经保持在 100 毫克 / 分升左右，我的高密度脂蛋白胆固醇水平已经有所上升，而我的甘油三酯水平已经降到了 100 毫克 / 分升以下。我到现在都不敢相信，我的医生竟然从来都没有告诉过我低碳水高脂肪饮食法可以改善我的胆固醇水平！

◀ 我最近换了一个医生。新的医生从我的检测报告中得知我的总胆固醇水平为 246 毫克 / 分升，低密度脂蛋白胆固醇水平为 157 毫克 / 分升，高密度脂蛋白胆固醇水平为 70 毫克 / 分升，而甘油三酯水平为 97 毫克 / 分升。她问我之前的那位医生是否曾经建议我服用他汀类药物。我跟她解释道，之前的医生说：我的高密度脂蛋白胆固醇水平正常，可以保护我的心脏，胆固醇相关比例也相当标准，因此不需要服用他汀类药物。然而，她对我说的话充耳不闻，直接给我开了他汀类药物。等我来复诊时，他们告诉我：仅我的低密度脂蛋白胆固醇这一项就已经高到需要吃药的地步。但是，我告诉他们，我的各项数据的比例都很好，我拒绝服用他汀类药物。

◀ 我曾经是一个对碳水化合物上瘾的素食者，我的胆固醇水平曾经高得突破天际。当然，我的甘油三酯水平也很高，而且我当时很胖。不过，我的总胆固醇水平低于 130 毫克 / 分升！后来，我减少了碳水化合物的摄入量，并开始吃肉，最后成功减掉了 70 磅的体重。那时，我的高密度脂蛋白胆固醇水平和低密度脂蛋白胆固醇水平都上升了。我的总胆固醇水平回升至 252 毫克 / 分升，医生办公室的执业护士都吓坏了。我告诉她我并不担心，但她却不认同我。

◀ 我服用可定的时间大约有一年，但自从我开始进行低碳水化合物饮食后，我就不再服用它了。我刚做完年度体检，我的血液检测报告显示我的总胆固醇水平为 210 毫克 / 分升，远高于我服用他汀类药物时测得的水平（127 毫克 / 分升）。不出所料，我的医生要我继续服用可定。嗬！

◀ 我的总胆固醇水平为 185 毫克 / 分升，我的初级保健医生每次看到我都会向我大声"咆哮"道："赶紧服用他汀类药物。"

专家解析

　　大部分医生和医疗专业人员在评估患者的心血管风险时仅倾向于研究低密度脂蛋白胆固醇和总胆固醇的原因有很多。最主要的原因是医生缺乏自我学习意识，他们只是不愿意睁开眼睛看看其中一些问题。不幸的是，这一切很大程度上归咎于医疗系统本身。我们的医疗系统更看中的是推出的产品和服务的数量而不是质量。不幸的是，我们的薪酬取决于就诊的患者的数量。在这样的系统下，尤其在初级保健医疗体系下，我们获得的薪酬都比不上专科医生。不过，作为初级保健医生，我们做的事情却可以防患于未然，从而节省数十亿美元。当今的医疗系统驱使我们接待大量的患者，但我们与每位患者面对面交谈的时间却非常少，大约 3 ～ 7 分钟的时间。因此，医生基本上不会花很多时间给你指导生活方式或改变治疗方案。此外，你还必须支付不断上升的间接成本，而保险公司对间接成本的报销额度却在下降。

——洛基·帕特尔博士

立即行动起来，我们不要为医生的目光短浅买单

　　正如我们在本书中经常提到的那样，绝大部分医生似乎过度强调了胆固

醇检测报告单中的两项数据：总胆固醇水平和低密度脂蛋白胆固醇水平。他们说，在理想情况下，总胆固醇应低于200毫克/分升，低密度脂蛋白胆固醇水平应低于100毫克/分升。谁想出的这些微妙的数字？问医生的话，很多医生可能只会跟你说："呃，这是我们一直在使用的标准。"不过，为什么是这些数字？正如你已经了解到的那样，当我们的胆固醇水平下降到了前面那个看似随便定的数值时，我们的心脏健康状况并没有明显改善。

专家解析

问题是一些研究胆固醇的实验室正在告诉医生，他们检测得出哪些数值需要得到关注。眼见为实。这时候医生就会忘记了在医学会议上可能听到的任何信息，因为他们在对每位患者进行检测时，始终关注的是白纸黑字上的信息。这是非常大的一部分原因。为什么实验室给出的数值不能根据最新的科学研究成果进行调整？这是因为实验室负责人不想"惹是生非"，并因此葬送整个职业生涯。他们不希望医生给他们打电话说，"你们搞什么鬼？我以前从来没听过这些"。于是，他们会维持现状。这基本上就是我们至今仍然陷入旧胆固醇理念泥潭的原因。

——凯特·沙纳汉博士

你现在也知道，大多数初级保健医生如何处理"高胆固醇"问题：他们会建议你减少脂肪摄入量、增加运动量并服用立普妥、可定等他汀类药物。然而，他汀类药物会对我们的健康造成相当烦人的不良反应，这些不良反应对我们身体的伤害远远超过所谓的"高胆固醇危害"。

专家解析

许多医生只看患者的体检图表或电脑中的数据，完全不理患者。实际上，他们需要看着患者。从医生的角度来看，我首先会看患者如何走进办公室、有什么行为、精神如何、气色怎样以及身上是否有任何肿胀。然而，现在的医生已经不再这么做。这种观察患者的做法似乎成为一种失传的技艺。不过，现在的患者 3 个月来一次诊所，至多待上 10 分钟就走。在如此快的就诊节奏之下，医生也不可能完成对患者的观察。患者只是一个个的数据点，医生完全不知道他们的健康状况如何。医生的主要任务应该是缓解患者的痛苦。如果他们在患者来看病时都没仔细看看患者或者为患者多考虑，他们又怎么能缓解患者的痛苦？太多的医生都正在做一些机械性的工作，而不是考虑患者的整体健康。实际上，患者可以选择是否要接受任何特定的治疗。

——菲利普·布莱尔博士

因此，考虑到医疗系统对患者不利，当我的读者告诉我他们已经勇敢地站起来反抗医生施加给他们的压力时，我备受感动。无论他们是拒绝服用他汀类药物还是将注意力转移到营养疗法上，我都欣赏他们能够控制自己健康的做法。我们不需要为医生仅仅因为缺乏营养知识而做出的决定买单。

专家解析

此处有一个可能会出现的问题是：当医生和科学家学到了一些知识，并且对这些知识深信不疑时，我们通常很难让他们转变想法。我认为，即便面临着确凿证据，人们也不会经常改变对一些事物的看法。即使事实看起来发生了一些变化，我们的看法却没办法随之改变。出现这种情况的部分原因是：我们对事物有了先入为主的看法，并拒绝相信与之不符的事实。同样，我认为我们不能否认，制药行业和食品行业也可以援助和培养能够在临床医生、研究人员和媒体面前宣传新理念的"关键意见领袖"。他们也可以在赚取丰厚利润的同时，赢得巨大的荣誉。这对一些人来说非常具有诱惑力。

——约翰·布里法博士

然而，毫无医学背景的你怎么可能让受过专业训练且行医经验丰富的医生承认他们之前对胆固醇的理解有误？我的医生虽然听了我的想法，但由于他所受过的专业训练和多年的从医经验，他仍然固守着那些传统观念。即便是我，也会害怕质疑权威。我也担心我的想法会让我的医生感到受辱或生气。这其实很正常。请务必记住，好的医生一直致力于改善患者的健康情况。他们会像你一样对糟糕的疗效感到沮丧。所以，假如你因为尝试了低碳水饮食而改善了健康状况，那么你的医生可能也会因此受到鼓励，进而跳出胆固醇的固定思维模式进行思考。

几年前，我在播客上采访过的一名医生曾这样说过：患者是老板，医生是雇员。患者之所以雇用医生，是想要了解自身的健康状况。在事关自身健康的问题上，你才是最终的仲裁者。

专家解析

可悲的是，我们不能指望医生始终直言不讳，也不能指望他们始终能够提供有见解、有深度的答案。所以，患者有责任自我学习，通过网络接触一些营养和健康信息宣传人士，不能一无所知地走进医生办公室。医生有时确实能提供一些帮助，但他们通常只是给患者开一些没用的处方。

——威廉·戴维斯博士

专家解析

我觉得普通人去医生那里检查胆固醇就是个大错。他们最终只会被要求服用治疗某种疾病的"毒药"，即便他们没患这种病！大家必须明白，那些看起来规范的东西其实对我们的健康完全无益。最不幸的是，医生也就懂这些规范的东西。

——唐纳德·米勒博士

胆固醇治疗系统必须设法改变，无论是自上而下改变（医生不再滥开他汀类药物），还是自下而上改变（像你我这样的人通过自然饮食和改变生活习惯来改善我们的心脏健康风险因素）。眼见为实，我为了撰写本书而采访的大多数医生以及我的合著者韦斯特曼博士，在见证了他们各自的患者的显著疗效后，开始相信改变饮食方式的价值。你可以成为医生的榜样！

专家解析

医生有一种天真的想法：只要他们让患者的相关数据看起来不错，那么就万事大吉了。然而，他们让数据变好的途径却是让患者服用某些"毒素"。这些毒素会破坏人体的某些生化途径。这种行为真的相当愚蠢！现在，他们就正在用他汀类药物做这样的事情。他汀类药物是一种"毒素"，它会破坏肝脏制造胆固醇的能力……这绝对是对患者的身体最严重的伤害。胆固醇对所有人体组织而言都非常重要。

——斯蒂芬妮·塞内夫

你可以任由医生按规定制订所有标准治疗方案，包括开出他汀类药物。不过，这并不意味着你就一定要服用这些药物。拒绝服用他汀类药物可以使你的医生免于因为无法恰当治疗你的高胆固醇而陷入困境，也能在你心脏健康出现问题时（若有），使你的医生免于承担法律责任。然后，尝试低碳水饮食，摄入新鲜、未加工食品和健康脂肪。我敢打赌，只要你坚持，你身体的各项数据（本书提及的数据）会自然而然地有所改善。越来越多的医生愿意接受这方面的教育。他们希望摆脱他汀类药物，因为他们看到了这些药物对患者健康和生活质量的有害影响。向你的医生证明改变生活方式的效果优于服用药物，并且让他们参与进来。

专家解析

要克服多年以来人们被错误的胆固醇理念的洗脑，还需要大量的教育。我在看诊时会花很多时间与患者讨论其血糖水平和激素状况，例如升血糖激素、胰岛素、瘦素和饥饿激素。我们会谈论他的新陈代谢和"一卡就是一卡"（calorie is a calorie）的主流饮食建议。如果他们尝试了过去的饮食建议，但却失败了，那么什么饮食策略才能适合这些人？这样一来，必须有更好的饮食方式才有意义。当你深入了解基本生物化学知识和身体如何运作后，你就会意识到主流饮食观点远比人们相信的要复杂得多。

——卡西·比约克

　　我的一名博客读者曾与我分享了一个很有意思的故事：她在通过低碳水高脂肪饮食法减重 100 多磅后的某一天，她偶遇了她之前的医生。她的医生对她成功减重感到非常激动，但担心她的胆固醇水平会升高。于是，为了不在未来的许多年里成为处方药的奴隶，她决定做一个研究。她在我的博客上发现了一些极其宝贵的信息。于是，虽然大多数患者都向医生屈服了，但她重新掌控了自己的健康。她就是一个活生生的"患者可以教医生"的例子。这是她的电子邮件：

吉米：

　　你好！

　　希望你不会介意我直接联系你，我想与你分享一些事情。

　　我的医生对我体重减轻了 103 磅感到非常兴奋（感谢低碳水饮食）。不过，我几周前做了血液检测，他看了我的检测结果后给我打了个电话。他告诉我说我的胆固醇水平更高了。由于我妈妈在她很年轻的时候就死于心脏病发作了，他有些担心我。

　　他告诉我，要么我现在就开始服用他汀类药物，要么自己调节饮食并适当锻炼，将胆固醇水平降下来。他将在 6 ～ 8 周后再检查一下我的成果。他告诉我，如果二者效果相同或前者效果更好一些，那么他希望我继续服用药物。

　　我不得不跟他说，我在过去一年半里减了大半体重，但我并没有怎么锻炼。我一直以为我应该开始锻炼，但我还没有开始有规律地锻炼。不过，我经常在家里跳舞，并会做一些家务，让自己多活动！我的狗还以为我在跟它们一起玩，都感到很兴奋。嘻嘻！我患有多囊卵巢综合征（PCOS），因此，我的身体出现了憩室炎并深受折磨。不用说，我不再吃那些让我身体不适的食物。

医生说我需要摄入更多的纤维，但我坚持低碳水生活方式，不吃豆类或生蔬菜。我一直在吃墨西哥薄馅饼加一勺奶油花生酱。我对所有的奶酪（包括酸奶油奶酪和奶油奶酪）都过敏。许多有气味的食物都让我感到郁闷，我没办法吃这些食物。所以，我能选择的食物少之又少。不过，自从开始低碳水饮食之后，我就没挨过饿。

我的医生建议我多吃点鸡肉，少吃点红肉，还让我吃大量的水果和蔬菜。水果含有糖分，我一吃水果就感到不舒服。我没有糖尿病，经常体检，医生也总说我没有患糖尿病的迹象。我没法吃糖是因为我患有多囊卵巢综合征。显然，我的身体出现了胰岛素抵抗，没办法恰当处理碳水化合物和糖分。周末，我吃了两小块哈密瓜，然后就闹肚子了。

与医生交谈之后，我自然吓到了。于是，我和老公开始在网上搜索相关信息。他搜到了一篇你在 2007 年发表的博文，内容是你对心脏病专家威廉·戴维斯的采访。威廉·戴维斯博士在采访中建议其患者采用低碳水化合物的生活方式，并且，戴维斯博士当时正住在威斯康星密尔沃基地区。我也是！我开始阅读你的博客上的其他链接和帖子，你和其他一些人在帖子里说他们的医生也在说他们的胆固醇太高了，并建议他们服用他汀类药物。有些人做了心脏扫描，但没检查出什么问题，这说明他们完全没必要服用任何处方药。这让我深思。我打电话到戴维斯博士的办公室，咨询我家附近哪个成像中心可以做心脏扫描。我打电话去成像中心预约做心脏扫描，想知道我的身体状况如何。

帮我扫描的那位女士随后在计算机上向我展示了我的扫描图，告诉我应该看什么，并说她在我的扫描图看不到任何斑块堆积。好极了！几天后，我的邮箱里收到了成像中心发来的书面报告，果然，我的心脏扫描结果显示的是一个很大的、加粗的零（是的，零）！像我这样60岁的女性的常见读数一般至少是25%。他们向我的医生发了一份报告副本，我和他预约了时间谈谈这次的检测结果。

当我的医生走进他的办公室时，他满脸笑容地说我的心脏扫描报告显示的结果已经不能更好了。他说，在60岁这样的年纪能够获得零分的钙沉积实在是太棒了。他说他觉得我不需要服用任何降胆固醇药物，他实际上很高兴我能够积极主动地去做心脏扫描。他问我是如何发现戴维斯博士和心脏扫描的，我告诉他我是从你的博客和你提供的链接中了解了这一切。

他还问我为什么会想到去做心脏扫描，于是我告诉他，我不想吃药，如果检查出来我真的不用吃，我会很开心。于是，我就在网上搜索相关资料，并发现了你的博客文章。他很高兴我在自己的健康中扮演着如此积极的角色。那天，我觉得是一个"强大"的患者，我控制了我自己的健康，并让我的医生为我感到自豪，这感觉太棒了。我确实感觉更好，他也是。

也许这已经让他打开了一点眼界，谁知道呢，但他现在已经意识到并不是每个胆固醇高的人都需要服用他汀类药物。也许他会建议其他患者在服用他汀类药物之前先做一个心脏扫描。他虽然没有明说，但我想他可能会改变治疗患者的方式。

非常感谢你为大家所做的一切。你和克里斯汀，以及所有在努力推广低碳水化合物生活方式的所有其他人都很棒。我喜欢阅读这些博文，不过我不怎么评论，否则我得在电脑前面坐一整天，没办法做其他事情了！谢谢你，谢谢你帮助了大家，也谢谢你给我们如此大的鼓舞！

这是一个关于一名接受过相关知识的患者如何改善自身健康状况并帮助他人的完美案例。如果你认为药物并不是改善健康的唯一途径，那么你也会采取与这位读者相同的行动：无论你的医生是否有所要求，你都会设法了解和接受更多的替代性检测。我经常问我的播客嘉宾，为什么患者都不愿意先去尝试各种可能有效的自然方案，反而去服用可能有风险的药物呢？他们中的大多数人都表示，这与人们日益信任医生以及医生的"不伤害"誓言有关。如果药物不安全有效，医生为什么要开药？然而，人们现在已经开始转变思维模式。如果我们都纷纷效仿前文那位鼓舞人心的女士，那么结果会怎样？

专家解析

如果大家都因为自己的医生不了解自己的健康状况，只能向吉米·摩尔这样的有识之士咨询健康问题，这是不是很滑稽？大多数医生在 1985 年之后就没翻过一本教材书，并在过去的 30 多年里，可能也就看过一点医学杂志。现在新趋势是：医生深入接触患者，允许患者搜寻一些关于健康的信息，因为患者本身才是受影响的一方。正因如此，患者之间如今也在相互交流信息。例如，吉米·摩尔等有识之士比 99% 的初级保健医生和我的心脏病专家同行更了解这些问题。

——威廉·戴维斯博士

埃里克·韦斯特曼的医生手记

自从我从内科疗法转战到营养疗法之后，我就几乎没有开过处方药。我现在正在利用我的医学知识帮助我的患者安全地摆脱药物。我会做一些临床研究和参加美国减肥瘦身专科医学会召开的一些会议来进行自我培训。

高胆固醇不利于身体健康这一谎言产生了意想不到的后果：当患者按照大多数医生的要求降低胆固醇之后，我们的心脏或其他组织实际上会受到更大的伤害。是的，新证据表明：过低的胆固醇给身体造成的伤害会比过高的胆固醇造成的伤害大。如果你或你认识的人认为总胆固醇水平低于 150 毫克／分升是一件好事，那么请别错过本书下一章的内容。

本章关键概念

> 医疗专业人员对患者的承诺值得我们尊重。

> 慢性疾病和营养功能之间出现了脱节。

> 医生会通过恐吓手段让患者服用他汀类药物。

> 患者应该掌控自己的健康，而不仅仅是依赖医生。

> 你可以试着树立一个能够改变生活方式的榜样。

> 患者应该让医生按规定制订方案，然后执行适合自己的方案。

第 13 章

CHAPTER13

"胆固醇太低" 的含义

专家解析

目前还没有人研究胆固醇水平过低（在 140 毫克 / 分升或 130 毫克 / 分升左右）这个问题，所以也就没有太多的相关论文。然而，我们知道，胆固醇含量低的人往往患癌症的风险更高，并且更容易出现暴力和自杀倾向。

——克里斯·马斯特约翰博士

本书大部分章节都在讨论人们普遍认为的：高胆固醇水平可能会使我们患心脏病发作或心脏病的风险更大。不过，你是否想过胆固醇水平过低会造成什么后果？好吧，我们为什么要考虑这个问题？没有多少医生会讨论这个问题，但有证据表明：低胆固醇水平对健康造成的伤害可能超出所有人（包括你的医生）的想象。

专家解析

瘦小的人、肥胖的人和马拉松运动员都可能心脏病发作。长跑运动员之所以心脏病发作可能是因为他们的胆固醇水平过低。胆固醇水平过低实际上比胆固醇水平过高更糟糕。我们体内的每个细胞里都会有胆固醇，这些胆固醇能够维持细胞健康。因此，"我们必须降低体内的胆固醇水平，并减少胆固醇的摄入量"这种说法很荒谬。

——弗雷德·佩斯卡托雷博士

教会的一位朋友告诉我，他的医生说他的胆固醇水平很理想。他的总胆固醇水平为 112 毫克 / 分升，高密度脂蛋白胆固醇水平为 32 毫克 / 分升。我的朋友有点担心他的高密度脂蛋白胆固醇水平，因为实验室给出的范围显示，这项参数的数值应该在 40 毫克 / 分升以上。我向他解释说，虽然他的高密度脂蛋白胆固醇水平确实可以提升，但他的总胆固醇水平有点低，可能会给他的身体带来更大的麻烦。他告诉我，他的血糖和血压的数值都很理想，但他的祖父在 62 岁时因心脏病发作死亡。有趣的是，他祖父的总胆固醇水平也很低。他们两位的状况有关联吗？

胆固醇太低的阴暗面

本书提及的一名杰出的青年营养学家，克里斯·马斯特约翰博士曾在研究史－莱－奥综合征时，研究了低胆固醇引发的问题。患者如果患上史－莱－奥综合征这种遗传疾病，其身体无法产生足够的胆固醇，所以他们的胆固醇水平都很低。下面是马斯特约翰博士对此类患者的身体状况的描述："他们各个身体部位（例如颅面、手指、脚趾、心脏和其他内脏器官）出现了畸形。他们出现严重的消化功能紊乱、相当严重的视觉障碍、感染，并且与自闭症、智力缺陷、发育停滞、攻击性行为和自残行为有关的神经发育的风险显著上升。

让史－莱－奥综合征患者食用大量的奶油和蛋黄可以治疗他们的疾

病。然而,不幸的是,史-莱-奥综合征还会导致患者出现消化不良问题,所以这些患者还必须服用经美国食品药品监督管理局批准的补充剂来提高自身的胆固醇水平(没错,提高胆固醇水平!)。这种饮食方式配合服用补充剂,基本上可以彻底治疗史-莱-奥综合征。按照马斯特约翰博士的说法,这证明了人体含有足够胆固醇的重要性:"我们从这个案例可以看出,胆固醇在大脑、神经发育、心脏健康、脸部、四肢和器官的适当发育、抵抗感染、适当消化,以及基本与生活有关的一切方面,起着非常重要的作用。"

专家解析

专业人士讨论胆固醇时都会倾向于忽略这么一个事实:拥有"正常"低密度脂蛋白胆固醇水平的人群中,有一半的人都患有心脏病发作,医疗行业对这一事实的反应就是:将胆固醇水平的标准降得更低!这是不是太省事了?

——菲利普·布莱尔博士

许多心脏病患者的胆固醇水平通常被认为是标准的。然而,这种被误导的思想导致了太多不幸的死亡事件。2008 年《与媒体见面》的主播提姆·拉瑟特(Tim Russert)突然死亡的事件就是一个很有名的例子。

专家解析

我在想,我们让人们去接受常规的胆固醇筛查这一举动是否真的合理。目前最佳的标志物就是低密度脂蛋白胆固醇。不过,低密度脂蛋白胆固醇水平对于心脏病而言,并非可靠的标志物,因为大多数心脏病发作患者的低密度脂蛋白胆固醇水平都在"正常"或"偏低"范围内。

——约翰·布里法博士

提姆·拉瑟特"完美"的胆固醇水平

提姆·拉瑟特在准备自己主播的《与媒体见面》这档节目时，第一次出现心脏病发作，并因此身亡。他当时只有 58 岁。讽刺的是，拉瑟特为了预防心脏病发作，一直在按照医生的嘱咐行事：服用他汀类药物和另外一种可以降低血压的药物，以及每天坚持骑健身脚踏车。这个故事中最让人震惊的部分是：他的总胆固醇水平只有 105 毫克 / 分升！然而他的第一次心脏病发作就致死了。

专家解析

当胆固醇水平下降到 200 毫克 / 分升时，我们的免疫功能就会受到抑制，这可能会对我们的健康产生负面影响。随着胆固醇水平下降，我们死于癌症和传染病的风险会急剧增加。随着我们的胆固醇水平降至 200 毫克 / 分升，身体就会越来越频繁地出现各种各样的健康问题。这世上几乎每位身体健康的人的总胆固醇水平都超过了 200 毫克 / 分升。有少部分人因为基因突变而导致其胆固醇水平较低。然而，总的来说，你的胆固醇低意味着要么你饮食（例如素食）中的脂质（脂肪）不足，要么你的身体出现了感染或甲状腺功能亢进等疾病，导致你的低密度脂蛋白胆固醇水平较低。

——保罗·杰米内

据拉瑟特的医生说，拉瑟特没有患 2 型糖尿病，他的血糖也没有任何问题，他的糖化血红蛋白在正常范围内，而他的胆固醇水平看起来非常健康。无论怎么看（即使是依据论文中有关健康的现代医学规定），他都是最健康人群当中的典范。我们在拉瑟特逝世后了解到，他患有冠状动脉疾病，并正在接受治疗，但他的医生显然不知道这种疾病有多严重。不过，即使他知道，他所能建议的治疗方法也可能是让拉瑟特服用他汀类药物，让他少摄入些脂肪，并加大运动量。然而，这些所谓的顾虑周全的方案极有可能无法阻止拉瑟特出现心脏病发作，也无法阻止他早逝。

专家解析

对于女性来说，胆固醇水平越高，其寿命就越长。这两者之间有着直接的关系。如果你是一位女士，那么你的胆固醇水平可能不会太高，而是偏低的。我们面临的问题实际上是胆固醇缺乏，而不是胆固醇过剩。人们很难相信这一点，因为他们对"胆固醇过高对身体不好"这一点深信不疑。他们甚至无法梳理思路进行重新思考。

——斯蒂芬妮·塞内夫

大多数医生都会去了解一下拉瑟特的总胆固醇水平，但他们也只能得出"拉瑟特的总胆固醇水平很标准"这个结论。他们会吹捧他汀类药物，认为是这些药物将拉瑟特的总胆固醇水平拉到所谓的"可接受"范围内。不过，总胆固醇水平在"可接受"范围内又有什么好处呢？人们对他的死感到迷惑不解，但似乎没有人对此感到非常愤怒，我觉得这样的反应很奇怪。人们应该感到愤怒，但事实并非如此。拉瑟特的健康状况因为现代医学变得更糟，不仅如此，他的死亡几乎完全可以避免！

专家解析

当美国还不是胰岛素抵抗大国时，我们所需要解决的只是遗传性脂质紊乱。我们当时的胆固醇水平都很高，这与载脂蛋白 B 或低密度脂蛋白胆固醇颗粒具有很强的相关性。然而，当人们摄入太多的碳水化合物之后，我们的胰岛素抵抗基因突然开始自我表达。这就导致我们体内的甘油三酯分子开始侵入低密度脂蛋白胆固醇和高密度脂蛋白胆固醇的路径，从而取代胆固醇分子。结果，我们的胆固醇水平看起来很棒，但我们可能会像提姆·拉瑟特那样突然死亡。提姆·拉瑟特的甘油三酯很高，这导致了他的总胆固醇水平和低密度脂蛋白胆固醇水平变低，而他的载脂蛋白 B 水平和低密度脂蛋白胆固醇颗粒水平变得非常高。他体内的低密度脂蛋白胆固醇水平的确下降了，但他患心血管疾病的风险反而上升了。不幸的是，他身体还出现许多已破裂的动脉粥样硬化斑块，导致他身体出现血栓、冠状动脉阻塞和心肌梗死等症状。如果给这类患者看病的临床医生能够多关注一下患者的非高密度脂蛋白胆固醇，他们就不会再安慰患者说：他们出色的高密度脂蛋白胆固醇水平在某种程度上，可以保护他们免受致命的心脏病发作了。提姆·拉瑟特就像许多患有胰岛素抵抗或 2 型糖尿病的患者一样，成了行尸走肉。

——托马斯·代斯普林博士

胆固醇太低对心脏和大脑的负面影响

一篇于 2007 年 1 月 22 日发表在《实验室研究》医学期刊上的研究论文揭露了一个有关低胆固醇水平的可怕事实。该研究的负责人李寅雄（Yin-Xiong Li）博士，杜克大学（位于北卡罗来纳州达勒姆）医学中心儿科和细胞生物学系的助理教授，展开了一项旨在预防胎儿酒精缺陷的独立资助的有关斑马鱼胚胎和胆固醇补充的基础科学研究。该研究揭示了胆固醇在组织和器官修复中的关键作用。具体来说，胆固醇有助于产生干细胞。如果胆固醇水平过低，人体血管就会变得更僵硬，也就更容易破裂。基于这一发现，李博士得出下列结论：他汀类药物很危险，因为它们会降低胆固醇。此外，如果人们的胆固醇水平过低，那么其死亡风险就会上升。人体内含有适量和适当的胆固醇非常重要，李博士继续说道，我们不应该将胆固醇水平随意降到某个数值，比如目前所推荐的 200 毫克 / 分升。

专家解析

大脑重量只占体重的 2%，但大脑内的胆固醇占身体总胆固醇的 25%。这表明大脑实际上可能需要胆固醇。胆固醇可以将信息从一个神经元传递到另一个神经元，因此，其在突触中非常重要。你肯定不希望自己的大脑缺乏胆固醇，因为这会直接导致阿尔茨海默病。

——斯蒂芬妮·塞内夫

换言之，胆固醇有助于我们的身体愈合。如果体内胆固醇不够，我们的身体就无法修复炎症或对抗感染。胆固醇对大脑功能也有极大的影响。除此之外，它还会影响我们的"情绪管家"血清素。事实上，胆固醇水平低会引起心理上的不良反应，这种不良反应甚至可达到创伤性级别。在这种不良反应下，人们会频繁出现非常抑郁的情绪，也更有可能出现自杀行为。这就是抗抑郁药物倾向于提高人体胆固醇水平的原因。试想一下，一旦医生鼓动患者（尤其是老年患者），将其低密度脂蛋白胆固醇水平降至 100 毫克 / 分升，甚至是 70 毫克 / 分升。这将可能给患者带来多么严重的后果。很可怕，对吧？

专家解析

如果你通过服用他汀类药物来降低你体内脂蛋白的含量，那么你其实是在阻止体内的一种必需的治疗物质去执行其任务。人体含有高水平的低密度脂蛋白胆固醇和高密度脂蛋白胆固醇其实对身体有益。胆固醇低的人更容易受到感染，而有些癌症也与胆固醇水平低有关——这可能是因为大概至少 20% 的癌症是由微生物引起的。20 多项研究表明，胆固醇水平高的老年人拥有更长的寿命，我从来没有见过与此结论相反的研究。一些心脏病专家嘲笑我对高胆固醇的断言，并回应我说：胆固醇高的人早就死了。然而，他们忘了，90% 死于心脏病发作或中风的人岁数都在 65 岁以上。

——乌夫·拉文斯科夫博士

遭受胆固醇谎言洗脑的我们相信胆固醇越低越好

对于那些在胆固醇问题上质疑我的人，我的回应很简单：请出示胆固醇不健康的证据！他们做不到。如果有人在胆固醇问题上向你提出质疑，那么你可以问他一个简单的问题："你是否可以提供任何科学证据证明，胆固醇水平上升与患心脏病风险的上升之间存在无可置辩的联系？"事实上并没有任何科学研究可以证明这一点。相反，一项又一项的研究表明，胆固醇水平过低会更危险。

专家解析

总胆固醇水平为 160 ～ 240 毫克 / 分升的人的死亡率曲线基本持平。事实上，一些证据表明，胆固醇水平越高，人的寿命就越长。

——马尔科姆·肯德里克博士

我们这几十年来对于高胆固醇水平的风险和低脂饮食的所谓好处的单一思维，使得我们很难说服人们：摄入饱和脂肪实际上对人体有益。我承认这些概念是我遇到过的最难理解的概念。不过，只要你看到了成功的案例，你就会成为它的信徒——然后，你就会想将它告诉全世界！

专家解析

你可以去了解下那些关于胆固醇的研究，你会发现几乎没有证据表明，降低胆固醇水平对我们的身体有益。然而，有大量证据证明胆固醇水平低实际上会对人体不利，可是，这些证据都被忽略了。20 多项研究表明，胆固醇水平低的人不如胆固醇水平高的人长寿。

——唐纳德·米勒博士

在本书下一章中，我们将研究人们出现胆固醇水平高的 9 个最主要的原因。请记住，胆固醇水平高本身并不是一种疾病。然而，它可能是一种迹象，表明你身体中的某些功能可能出现了故障。

本章关键概念

> 胆固醇太低可能比胆固醇太高更加危险。

> 具有遗传性低胆固醇的人群可能会出现可怕的不良反应。

> 提高体内胆固醇水平就基本上可以彻底治愈这些病症。

> 提姆·拉瑟特在 58 岁时死于心脏病发作，他当时的总胆固醇水平
  仅为 105 毫克 / 分升。

> 看过提姆·拉瑟特各项身体数据的大多数医生都会认为他的身体是
  健康的。

> 相比胆固醇过高之人，胆固醇过低的人因突发心脏病或中风而死亡
  的风险更高。

> 低胆固醇会导致焦虑、抑郁，甚至轻生。

第 14 章

CHAPTER14

胆固醇水平上升的 9 个原因

专家解析

人们对低密度脂蛋白胆固醇或总胆固醇的恐惧毫无根据。或许，我们的祖父母和曾祖父母的饮食方式才是正确的！他们通过摄入大量的黄油、肉、奶酪和鸡蛋来保持健康。一百年前，人们的肥胖率仅为 1：150。现在，我们减少此类食物的摄入量，转而选择碳水化合物、多不饱和脂肪酸和反式脂肪，而美国 2/3 的人口出现超重或肥胖的症状。这已经成为一种令人难以置信的流行病。

——唐纳德·米勒博士

专家解析

人们在胆固醇问题上的观点可分成两大阵营。一方认为总胆固醇水平过高是导致心脏病的原因，另一方则认为总胆固醇水平所起作用无足轻重。相比这些观点，我的看法略有不同：血液中的胆固醇不是导致心脏病的原因。因此，每当我们看到总胆固醇水平或低密度脂蛋白胆固醇水平较高时，我们必须以更加务实的方式来应对。没必要因为害怕罹患心脏病而惊慌失措，也不能因为不重视而听之任之。我认为，胆固醇检测结果可以作为一种重要的代谢标志物，用于帮助我们进一步分析患者的临床症状，从而找出问题的症结所在。

——克里斯·马斯特约翰博士

专家解析

我告诉人们不要为一张化验单上的胆固醇数值而烦恼，而应该综合考虑他们的饮食情况和身体感受。

——卡西·比约克

如果你的饮食和生活方式都很健康，但你的胆固醇水平仍然很高，那么你自然会想知道这到底意味着什么。如果你有合理的担忧，那么你可以尝试采取一些纠正措施。因此，为了帮助你弄清楚问题所在，此处总结了人体内胆固醇水平飙升并高出正常水平的 9 个最常见原因。

甲状腺功能减退

体重超重的人经常说他们的甲状腺功能"非常糟糕"。人体的甲状腺有许多功能，如调节血液中的胆固醇水平等，故而它很容易成为替罪羊。当人体甲状腺功能低下（又称"甲状腺功能减退"）时，血液中的胆固醇往往就会升高。发生这种情况之后，甲状腺会怎样呢？甲状腺激素（T_3）会告诉人体内的低密度脂蛋白受体将血液中的低密度脂蛋白胆固醇推入细胞，从而清除血液中多余的低密度脂蛋白胆固醇。在细胞中，低密度脂蛋白胆固醇有多种用途。不过，当你体内的 T_3 激素水平较低时，上述过程会减慢，低密度脂蛋白胆固醇会在你的血液中漫无目的地漂浮。

我曾与保罗·杰米内（《完美健康饮食》的作者，也是本书的特邀专家）进行过相关的讨论，希望进一步了解正在发生的事情。他建议，所有胆固醇水平高的人都要进行全面的甲状腺检查。不过，他也警告说，大多数实验室化验报告的标准范围并不完全可靠。有两本关于甲状腺健康的优秀图书：达蒂斯·哈拉齐安（Datis Kharrazian）的《为何我的化验结果正常而我仍然有甲状腺问题？》（*Why Do I Still Have Thyroid Symptoms When My Lab Tests Are Normal？*）（ThyroidBook.com）和珍妮·鲍索普（Janie Bowthorpe）的《停止甲状腺疯狂：一场反对甲状腺疾病治疗不当的患者革命》（*Stop the Thyroid Madness: A Patient Revolution against Decades of Inferior Thyroid Treatment*）（Stop-TheThyroidMadness.com）。我曾在第 382 集和第 383 集《低碳水饮食生活秀》节目上采访过这两位作者。

　　有时，甲状腺功能减退症在你改变饮食之前不会表现出来。所以，如果你的胆固醇水平在你开始践行低碳水高脂肪饮食法或原始饮食法之后突然飙升，那么你就需要全面检查一下你的甲状腺功能。此外，你确保自己摄入了充足的碘（主要存在于海藻和海带中）。

专家解析

胆固醇水平升高时，我们应检测甲状腺功能，并通过补充碘使甲状腺正常化。甲状腺功能不全是高胆固醇血症的常见原因。

——威廉·戴维斯博士

专家解析

任何有脂蛋白异常的人都需要检查甲状腺功能。显然，甲状腺功能如有问题，也是完全可以治愈的。

——托马斯·代斯普林博士

摄入过多的碳水化合物或糖分

专家解析

对我来说，胆固醇水平升高的重要意义只有一个：它能反映出饮食中含有太多的碳水化合物。众所周知，饮食中的碳水化合物对低密度脂蛋白胆固醇、总胆固醇、高密度脂蛋白胆固醇、小而密的低密度脂蛋白胆固醇、大而松的低密度脂蛋白胆固醇等都有很大的影响。如何能够降低低密度脂蛋白胆固醇的水平？答案就是：减少碳水化合物的摄入量。

——德怀特·伦德尔博士

我希望，本书的内容能够帮助读者认识到食物对胆固醇水平的巨大作用。碳水化合物、糖分和淀粉的摄入不利于人体维持健康的低密度脂蛋白胆固醇水平。并不是低密度脂蛋白胆固醇（一个计算出来的数字）会升高多少，而是低密度脂蛋白胆固醇的颗粒变大并且密度增大，这对心脏健康极其有害。这就是为何粒度测试（见本书第 9 章）如此重要。当人体摄入大量的碳水化合物，人体内的低密度脂蛋白胆固醇小颗粒、低密度脂蛋白胆固醇、极低密度脂蛋白颗粒和甘油三酯都会规律性地急剧增加。

专家解析

如果你的血液中含有过量的糖分，那么糖分就会附着并攻击低密度脂蛋白胆固醇，从而导致所谓的糖基化损伤。血液中的蛋白质会因为过量的糖分发生糖化，这与糖尿病密切相关。当患有糖尿病时，你的血糖就会很高，而糖分会攻击血液中的蛋白质，其中就包括低密度脂蛋白胆固醇。这就像，车钥匙孔被冰堵住了，你就无法上车。你的身体也会出现同样的问题。低密度脂蛋白胆固醇被糖化之后，其输送到组织的效率就会降低，人体需要更多的低密度脂蛋白胆固醇才能维持正常功能。此外，低密度脂蛋白胆固醇糖化之后就不能被肝脏循环利用。因此，这些小而密的低密度脂蛋白胆固醇颗粒基本上是人体内的积垢。它们是人体无法摆脱的垃圾，对人体健康极其有害。它们集聚在人体之内，但人体却无法利用它们。这就是为何巨噬细胞会进入菌斑清除垃圾——将这些低密度脂蛋白基本扫入细胞进行清理，然后再通过高密度脂蛋白胆固醇将其送出体外。在将小而密的低密度脂蛋白胆固醇排出体内循环的过程中，巨噬细胞表现得很英勇。低密度脂蛋白胆固醇颗粒的功能是向组织输送胆固醇和脂肪。在此过程中，小而密的低密度脂蛋白胆固醇颗粒会被运送回肝脏进行重新清洁和清理。然而，因为血糖过高的缘故，这一过程无法继续运行。

——斯蒂芬妮·塞内夫

　　太多人认为，当我们摄入太多的脂肪或胆固醇时，血液中的胆固醇水平就会升高。虽然这听起来似乎很合理，但事实上，血脂升高的原因在于碳水化合物的摄入。甘油三酯是与碳水化合物摄入最密切相关的脂肪。当摄入过多的碳水化合物时，你体内的甘油三酯水平就会升高；当减少碳水化合物的摄入量时，你的甘油三酯水平就会迅速下降。这二者之间存在着明确的、不可否认的关联。所以，有一个简单的方法可以降低你的胆固醇水平：停止摄入碳水化合物！想要了解你的碳水化合物摄入量控制得是否合理的最佳方法就是：亲眼看到你的甘油三酯水平下降到 100 以下。

埃里克·韦斯特曼的医生手记

　　有一个办法可以帮你记住碳水化合物的摄入会导致人体血脂和肝脏脂肪升高：将此过程与法国美味鹅肝进行比较，法国鹅肝实际上是人类强制喂食大量碳水化合物（玉米或罗马时代的无花果）而导致鹅体内长出的肥大"脂肪肝"。现在，同样的事情也发生在人类身上。

专家解析

　　如果人体定期摄入碳水化合物，那么脂肪酸就无法作为人体燃料发生最佳的氧化反应。如果你用高碳水高脂肪食物喂养一只动物，然后抽取它的血液并分离血浆，那么你会发现那血浆看起来就像是乳白色的脂肪悬浮液，其原因在于：饮食中的脂肪酸未受葡萄糖的影响，这些甘油三酯继续在血液中累积。因此，高碳水饮食会导致血脂升高。这就是几十年前的研究人员感到困惑的地方：为何高脂肪饮食人群的甘油三酯水平会有所改善？事实上，高脂肪饮食会抑制食欲，导致脂肪酸必须氧化来为身体提供能量。因此，血液中的甘油三酯水平就降低了。相比之下，高碳水饮食则会导致血液中最易诱发炎症的脂肪含量升高。

——多米尼克·达戈斯蒂诺博士

摄入低碳水高脂肪饮食

专家解析

我们确实看到，一些患者在实践低碳水饮食之后出现了总胆固醇水平（尤其是低密度脂蛋白胆固醇水平）有所升高的情况。大多数医生过分强调低密度脂蛋白胆固醇是"坏"胆固醇。因此，我们很难改变人们的这种想法。我们想要告诉患者的是，我们将找出问题所在，帮助他们好转。一旦他们开始好转，他们就会看到自身健康状态得到改善的确凿证据。不管他们的胆固醇测试结果如何，也不管他们的医生怎么说，他们终将感受到生命值得再活一次。

——菲利普·布莱尔博士

也许有人会惊呼："哇，吉米，请等一下！你之前不是说如果减少碳水化合物的摄入量，胆固醇水平就会下降吗？""是的，我确实说过。""那你为何现在告诉我低碳水高脂肪的饮食可能是胆固醇升高的原因？"

如果你现在完全搞糊涂了，我不会怪你。不过，事情是这样的：当你开始摄入健康的天然食物（如红肉、鸡蛋和奶酪等）来代替饮食中的糖分、淀粉和全谷类食物时，你的胆固醇检测数值就会发生变化——当然是往好的方向！事实上，你的高密度脂蛋白胆固醇可能达到健康水平（超过 50），你的甘油三酯水平会直线下降（绝对低于 100），而你的大部分低密度脂蛋白胆固醇颗粒会变大变松，即变成你所希望拥有的 A 型低密度脂蛋白胆固醇颗粒。这些都是你饮食十分健康的证明。相信我，体检数值不会说谎。

然而，有一部分人对低碳水高脂肪饮食有一种神秘的反应：他们的低密度脂蛋白胆固醇、低密度脂蛋白胆固醇颗粒、载脂蛋白 B 和总胆固醇等数值会急剧上升，目前原因不明。

专家解析

在采用低碳水、高脂肪、高饱和脂肪饮食的人群中，有一小部分人的低密度脂蛋白胆固醇颗粒确实会显著增加。问题是，这部分人的占比有多大？没人知道答案。我们也不知道，这种饮食对心脏病风险有何影响，因为心脏病和糖尿病的所有其他主要风险（即代谢综合征）都有所下降。

——盖里·陶比斯

专家解析

我认为，医学界也不知道为何一些低碳水饮食患者的低密度脂蛋白胆固醇颗粒会升高到 2 000 以上，甚至 3 000 左右。不过，在我看来，无论低密度脂蛋白胆固醇对人体健康起到什么积极作用，这都仅仅是一个表明低密度脂蛋白胆固醇的作用增强促使人体健康有所改善的信号。我认为这不是件坏事。

——弗雷德·佩斯卡托雷博士

想象一下这样的情景：为了改善健康，你放弃美式标准饮食，转而摄入低碳水高脂肪饮食。坚持 6 个月后，你的体重减轻了 50 磅，高密度脂蛋白胆固醇升高了 25 点，甘油三酯降低了 100 点，低密度脂蛋白胆固醇从 B 型变为 A 型。无论怎么看，你现在的健康都比开始之初改善许多。不过，这样的饮食存在唯一一个问题：你的低密度脂蛋白胆固醇水平会飙升 100 点，而你的总胆固醇水平会超过 300。此外，核磁共振脂质图谱（NMR Lipoprofile）检测结果会显示：你的低密度脂蛋白胆固醇颗粒数值已经超过 2 000。这到底意味着什么？

大多数医生看到像这样的低密度脂蛋白胆固醇数值，就会毫无顾忌地自动开出他汀类药物给患者服用。但是，如果你的低甘油三酯、高密度脂蛋白胆固醇、空腹血糖、胰岛素以及 C 反应蛋白等所有其他的心脏代谢健康指标都非常好，那么低密度脂蛋白胆固醇数值偏高又有那么重要吗？

专家解析

这里有一个关键问题：如果你在坚持低碳水高脂肪饮食之后的所有其他健康指标（包括大多数脂质指标）都很好，那么你的低密度脂蛋白胆固醇较高是否就意味着你罹患心脏病的风险较大呢？目前，我们已经对标准美式饮食人群进行了所有探索低密度脂蛋白胆固醇颗粒与心脏健康风险之间关系的人口研究。那么，这是因为低密度脂蛋白胆固醇颗粒在这种情况下是一个很好的预测指标吗？它也适用于低碳水高脂肪饮食人群吗？然而，这些问题的答案无从知晓，因为尚未有人进行任何相关研究。

——盖里·陶比斯

专家解析

如果你坚持摄入极低碳水、极高脂肪的饮食，那么你可能会看到你的低密度脂蛋白胆固醇会大幅升高。这种情况确实存在，概率上甚至高于减肥效果。从长远来看，这对心脏病风险有何影响？我们目前还不能完全确定。如果你的健康全面改善，你的大多数胆固醇数值看起来都很好，但你的低密度脂蛋白胆固醇水平却很高，那么我认为这是一个需要有人解答的重要问题。

——帕蒂·西瑞塔里诺博士

我曾就这个问题咨询过本书的一位特邀专家——科罗拉多州丹佛市的执业医师杰弗里·格伯博士。他鼓励患者坚持摄入低碳水高脂肪饮食，因为他相信这对健康更为有益。他还说道："我们通常看到，限制碳水化合物摄入量的大多数患者的胆固醇水平都朝着正确的方向发展……不过，有一小部分患者即使在营养方面做得很好，他们的低密度脂蛋白胆固醇、总胆固醇、低密度脂蛋白胆固醇颗粒和载脂蛋白 B（高级胆固醇检测涉及的又一个关键指标）也可能会升高。怎样处理这样的患者呢？最基本的做法就是要对他们进行仔细观察。医学界关于如何处理此类患者存在很多不同的意见，但我真的认为，这个领域现在还有很多未解之谜。换句话说，在体内炎症和氧化应激水平较低的情况下，这些数值的意义可能不大。"

尽管缺乏确凿的证据来解释为何会发生上述情况，但格伯博士说他仍然质疑"低碳水饮食者在出现低密度脂蛋白胆固醇颗粒或载脂蛋白 B 水平较高的情况下需要服用他汀类药物"的观点，因为整个医学界根本没人知道发生这种情况的原因。

亚利桑那州吉尔伯特市的一位执业全科医生洛基·帕特尔博士也鼓励他的患者采用低碳水饮食。他也注意到一些开始减少碳水化合物摄入量的患者体内的低密度脂蛋白胆固醇颗粒、低密度脂蛋白胆固醇和总胆固醇水平升高。当我问他原因时，他坦率地回答："我不知道。"不过，他补充道："如果非要我提出一个有根据的猜测，我觉得这可能是因为患者的甲状腺功能不全。如果你的 T_3 激素水平下降，低密度脂蛋白受体的表达减少，那么这就可能导致脂蛋白的过度表达。我们知道，促甲状腺激素（TSH）是心脏病发作风险因素，即使处于标准水平，也可能对健康造成威胁。大多数实验室给出的 TSH 正常范围为 0.4 ～ 4.5。不过，众所周知，如果 TSH 水平高于 2.5，就可以预示人体存在较高的心血管疾病风险。我一般通过检查 T_3 和 T_4 激素水平来确认甲状腺的整体功能。"

接着，帕特尔博士解释了当前研究的最大问题："迄今为止，所有低密度脂蛋白颗粒的相关研究都是针对标准美式饮食人群，没有任何一项针对低碳水饮食人群。因此，我们真的不知道答案，这真的令人遗憾。当践行原始饮食法、生酮饮食法或低碳水饮食法的患者来找我看病时，他们都对自己的血脂大幅升高感到非常担心。除了给他们做检测并提供备选方案外，我真的无法为他们提供太多可靠的答案。"

专家解析

如果一个低碳水饮食者的甘油三酯低、高密度脂蛋白胆固醇水平高、小而密的低密度脂蛋白胆固醇颗粒少，但其低密度脂蛋白胆固醇颗粒、低密度脂蛋白胆固醇和总胆固醇水平都很高，那么我认为这是饮食成分剥夺后的一种基因变体。在野外环境中，拥有此种身体健康数值的人群会比其他人活得更久。如果三周不进食，其他人会死，这些人却会幸存下来。

——威廉·戴维斯博士

如你所见，胆固醇升高的原因有很多，有时可能会重叠。托马斯·代斯普林博士告诉我，坚持低碳水高脂肪饮食（有时被称为"生酮饮食"，此课题将在我的另一本书《生酮饮食》中进行详细介绍）的人群目前仍是医学领域的一块处女地。"最近我们注意到，坚持生酮饮食（含大量饱和脂肪）的一些人身上有一个遗传阈值。当他们的饱和脂肪摄入量超过一定量时，他们的肝脏开始产生胆固醇，进而导致体内形成大量的低密度脂蛋白胆固醇颗粒，"代斯普林医生说，"但这是因为他们的身体已经完全消除了胰岛素抵抗和与之相关的代谢紊乱。这些人的动脉有可能承受额外的低密度脂蛋白胆固醇颗粒吗？也许有，也许没有。在进行深入研究之前，我们无法回答这个问题。"

专家解析

如果葡萄糖和甘油三酯的水平较低，那么生酮饮食人群的胆固醇水平升高就不成问题。我不知道具体原因是什么，但这可能与个人摄入的多余热量（如脂肪或蛋白质）有关。如果他们从任何地方获得了多余的卡路里，那么他们的血脂就会升高。相比长期升高的血糖或碳水化合物引起的慢性血糖升高，这种情况的危险性较低。你会看到 C 反应蛋白水平下降，甘油三酯水平下降，高密度脂蛋白胆固醇升高，以及低密度脂蛋白胆固醇颗粒变大。

——多米尼克·达戈斯蒂诺博士

格伯博士认为，如果你是一个低碳水饮食者，那么担心低密度脂蛋白胆固醇颗粒升高有点小题大做。他告诉我："这样的升高可能没什么大不了。动脉中没有任何斑块时，这是一个表明没有任何风险的好迹象。但是，"他补充说，"我们仍然有兴趣持续研究这样的患者，希望看到最后的结果会如何。"

专家解析

我已经看到自己的低密度脂蛋白胆固醇从 150 上升到 190，我不觉得自己有什么问题。我甚至都不感到担心，因为我的甘油三酯水平降低，高密度脂蛋白胆固醇水平升高，两者之间的比例很大。在夏威夷实习时，我看到有很多患者的低密度脂蛋白胆固醇数值非常高，他们至少都有 80 岁了。相比普通人，他们已经非常长寿，我怎会认为这对他们来说是个问题呢？"

——凯特·沙纳汉博士

如果你仍在担心自己的胆固醇水平太高，本书下一章将介绍一些可以让你安心的心脏健康风险检测。不过，正如你所看到的，既然医学也无法针对这个问题给出充分的解释，那么这个问题现在真的没有答案。相比代斯普林博士提出的"服用他汀类药物"的建议，我们只需要更好的其他研究和答案。

家族性高胆固醇血症（FH）

专家解析

家族性高胆固醇血症是一种比许多遗传性疾病更为常见的疾病，但与肥胖和糖尿病相比，仍然相对罕见。家族性高胆固醇血症人群的低密度脂蛋白受体有问题，肝脏不知道周围已有大量胆固醇，于是不断地将其排出。我们知道携带一条家族性高胆固醇血症基因的人群在二三十岁时就有心脏病发作的危险。如果他们不幸生了携带两条家族性高胆固醇血症基因的孩子，那么这些孩子在十几岁时就会死于心脏病发作。

——肯·斯卡瑞斯博士

很小一部分人患有一种叫作"家族性高胆固醇血症"的疾病，他们的低密度脂蛋白胆固醇水平天生就较高。家族性高胆固醇血症通常分为纯合性家族性高胆固醇血症和杂合性家族性高胆固醇血症。如果你不幸地从双亲那里遗传了罕见的纯合性家族性高胆固醇血症基因（概率仅为百万分之一），那么你将几乎无法避免地在很小的时候患上心血管疾病。不过，在携带家族性高胆固醇血症基因的人群中，大多数人（概率为五百分之一）只从父亲或母亲那里遗传到这种基因突变，因此患上的是更为常见的杂合性家族性高胆固醇血症。

专家解析

家族性高胆固醇血症患者的低密度脂蛋白受体或载脂蛋白 B 受体存在缺陷。你需要明白的一点是，漂浮在体内的脂蛋白胆固醇能够提供营养和脂溶性维生素，有益于你的身体健康。我们必须抛弃"胆固醇不利于身体健康"这种想法。家族性高胆固醇血症患者的血液内集聚了大量低密度脂蛋白胆固醇和所有有害颗粒。如果你从双亲那里遗传了罕见的纯合性家族性高胆固醇血症基因，那么实际上你活不了多久。医生甚至可以让患者服用他汀类药物。不过，这不要紧，因为这些药物也无法应对患者体内的低密度脂蛋白问题。遗传自单亲的杂合性家族性高胆固醇血症基因只会影响一小部分人群，你可以通过雅典娜实验室（Athena Diagnostics）的基因检测来确认自己是否有这种基因缺陷。

——杰弗里·格伯博士

　　或许，你已经注意到，当你的低密度脂蛋白胆固醇或总胆固醇升高，你的胆固醇检测报告单上会提示你可能患有家族性高胆固醇血症。我的一个博客读者告诉我，她曾要求做心脏 CT 扫描，以确认动脉中是否有钙化斑块的形成（本书下一章将对此作详细说明），而她的心脏病医生通过护士给了回复。那位医生建议她服用他汀类药物，并且仅仅根据她的低密度脂蛋白胆固醇和总胆固醇水平（分别为 280 毫克 / 分升和 180 毫克 / 分升）就对她的胆固醇情况进行了假设：

　　考虑到你的胆固醇（特别是低密度脂蛋白胆固醇，即"坏胆固醇"）很高以及你的家族病史，我怀疑你患有家族性高胆固醇血症。我强烈建议你继续服用他汀类药物，至少应该低剂量服用。立普妥现在是治疗此病的通用药物，你也可以试试用它来替代他汀类药物。另外，许多保险公司不承保 CT 检测费用，你可能不得不自掏腰包。我可以帮你预定 CT 服务，但是你也应该知道拍 CT 之前需要使用一剂有辐射的造影剂。如果你有钙沉积，并且仍然不想继续服用他汀类药物，那么就没有理由进行 CT 检测。他汀类药物不耐受患者还可以选择血液净化疗法，但它是一种侵入性疗法。除非你真的有禁忌证，否则你至少应该再次尝试服用他汀类药物，这才更有意义。

　　遗憾的是，这位心脏病专家的意见也没有什么特别之处。事实上，这恰好表明了当今许多医疗专业人员对待患者的悲观态度。为什么他会自然而然地"怀疑"这个女性患者的总胆固醇和低密度脂蛋白胆固醇很高就暗示着她患有家族性高胆固醇血症？为什么他不鼓励这个女性患者做一个更能进行精确判断的基因检测，反而直接认为她患有家族性高胆固醇血症并且需要服用他汀类药物呢？更糟糕的是，他建议她选择通用的立普妥"来替代他汀类药物"。嘿，哥们，立普妥也是他汀类药物！这样的医生是把患者当作一群无知的白痴吗？

　　当我第一次在胆固醇检测报告单上看到我可能患有家族性高胆固醇血症时，我惊呆了。因此，当我决定撰写本书时，我决定壮着胆子去检测一下我是否患家族性高胆固醇血症。我的胆固醇水平曾一度超过 400 毫克 / 分升，这是不是家族性高胆固醇血症导致的，抑或有其他原因？ 2013 年 4 月，我花了 1 200 美元去安布瑞基因检测公司（Ambry Genetics，Ambrygen.com/tests/familial-hypercholesterolemia）做了检测。心脏专家对我的检测结果很意外，他对我说：根据我的低密度脂蛋白受体和载脂蛋白 B 基因，我患家族性高胆固醇血症的"可能性下降了非常多"。帮助我完成检测的杰弗里·格伯博士确认道："这个结果好得不能再好了。希望你的低密度脂蛋白胆固醇颗粒能够继续增加，也希望你健康、长寿。"

专家解析

只有 0.5% 的人会患家族性高胆固醇血症。不过，有研究表明，即使在这 0.5% 的人群中，心脏病的发病率也可能没有我们想象的那么可怕。

——唐纳德·米勒博士

总胆固醇水平高达 300 毫克 / 分升（甚至 400 毫克 / 分升）的人不一定就患有杂合性家族性高胆固醇血症。这些人（包括我自己）可能很难清除血液中的这些低密度脂蛋白胆固醇颗粒。我之前已经说过了，现在我再说一遍：血液中胆固醇水平高和胆固醇本身都不是一种疾病。胆固醇必须穿透动脉壁才能伤害身体。

专家解析

可能对某个种族而言，血液中的胆固醇与心脏病有关，但由于胆固醇测量和动脉粥样硬化颗粒测量之间存在不一致性，所以个体患者千万不要把胆固醇水平当作心脏病指标。胆固醇必须穿透动脉壁才能致死。所有脂类（包括胆固醇和甘油三酯）都是搭乘"脂蛋白"这辆车的乘客，所以，只有脂蛋白的类型、数量和质量才能决定"脂蛋白"这辆携带了胆固醇分子的小破车会不会穿透你的动脉壁。

——托马斯·代斯普林博士

专家解析

根本没有证据表明单独某项标志物升高就意味着得服用他汀类药物。坦白说，我说这句话的时候并不是在攻击医疗体系。甚至，他汀类药物指南都没有提到根据单个生物标志物（例如高总胆固醇水平）就可以确定需要使用他汀类药物进行治疗——制药公司在推销他汀类药物时也提到了这个事实。

——大卫·戴蒙德博士

有人建议家族性高胆固醇血症患者服用他汀类药物，但只要从营养方面着手做出一些改变，你的身体状况就能够有很大的改善。你可以试着减少动物源性饱和脂肪的摄入量，加大植物源性单不饱和脂肪（例如橄榄油和牛油果）的摄入量，看看你的胆固醇水平是否会因此下降。此外，你可以预防低密度脂蛋白胆固醇颗粒氧化，以及通过服用碘补充剂和抗氧剂来适当护理甲状腺。我们应该遵循的底线在哪里？即使你患有家族性高胆固醇血症，你也不一定要服用他汀类药物。

缺乏微量维生素

专家解析

显然，缺乏微量维生素（特别是铜和碘）可能是胆固醇水平升高的其中一个因素。通常情况下，我们订购微量营养素检测，然后通过饮食和补充剂来纠正检测结果显示的缺陷。

——洛基·帕特尔博士

我们的身体需要特定的微量营养素才能达到最佳状态。当这些关键维生素和矿物质摄入量不足时，我们的身体可能会产生更多的低密度脂蛋白胆固醇颗粒作为补偿。保罗·杰米内发现了低密度脂蛋白胆固醇水平较高之人所缺乏的最常见的一些营养素。"部分人低密度脂蛋白胆固醇水平升高主要是由于缺乏碘、硒、锌和铜等营养素，"杰米内告诉我，"甲状腺激素的产生需要碘和硒，而人体最重要的细胞外抗氧化剂的产生需要锌和铜。如果你的身体缺乏这些营养素，那么你血液中的氧化应激水平就会变得很高，这会伤害低密度脂蛋白胆固醇，并导致低密度脂蛋白胆固醇水平上升。"

从食物中摄取适当的微量营养素和补充剂（如需）可以使低密度脂蛋白胆固醇水平恢复正常。

慢性细菌感染（尤其在牙齿部位）的危险

专家解析

胆固醇可在身体出现感染后稳定组织。人体所有伤疤处都聚集着大量的胆固醇，包括动脉壁中的伤疤。在我看来，动脉粥样硬化病变只是感染后留下的伤疤。

——乌夫·拉文斯科夫博士

既然我们都知道了胆固醇的目的是控制炎症和治疗身体，那么"你的胆固醇水平可能会因为感染而上升"这个说法就说得通了。换句话说，如果你患上了慢性细菌感染，那么你的胆固醇检测报告单会显示脂质相关指标的数值上升。当某人胆固醇水平高于所谓的正常水平时，传统医学会立即建议此人服用他汀类药物来降低其胆固醇水平，但这首先忽略了导致胆固醇水平升高的原因，而这个原因可能是你完全没意识到，但应该密切关注的又一个健康问题。

"我们办公室最经常看到的全身性感染是牙周病，"帕特尔博士告诉我，"如果我们怀疑患者出现了感染或牙龈炎，我们会适当评估其口腔中的细菌负荷。多年来，细菌负荷都没有临床症状，医生们也不会去治疗。"

除非你的医生或牙医接受过关于检查细菌负荷的培训，否则细菌负荷可能会在很多年里完全被忽视，与此同时，你的胆固醇水平会不断上升。对于在澳大利亚悉尼工作的整体牙医罗恩·欧利希博士来说，这并不是什么新鲜事。"胆固醇具有抗炎作用，"欧利希博士说道，"高胆固醇不仅是身体正在抵御炎症的指标，还可能是常规血液检测的唯一可用指标。一旦导致炎症的原因被消除了，组织内为了抵御炎症而升高的胆固醇会自然地减少。"

再一次，当你的医生看到你的胆固醇水平上升后，他们不会先去调查导致你胆固醇水平上升的根本原因，而是直接建议你采用低脂饮食、增加运动量并服用他汀类药物。欧利希博士认为，这种问题比人们所意识到的要普遍得多。"牙周病只是慢性牙齿感染的其中一种，"他说道，"神经坏死的牙齿的顶端会出现慢性感染，这种感染可能不会给人带来疼痛感。同样地，当某颗牙齿被拔掉后，可能仍窝藏着病原体的下颌骨也会出现慢性感染。"

我一直怀疑上述原因是我的低密度脂蛋白胆固醇水平和总胆固醇水平高的原因之一。我小时候很喜欢吃糖，并常常会咬碎硬糖，导致一些糖碎粒留在牙缝里，我完全忽略了这些糖会对牙齿造成的损害。果然，我在 20 多岁时就做了 4 次牙根管治疗和其他重要牙齿治疗。20 世纪 90 年代早期，我的牙齿填料是银汞合金，再加上接受牙根管治疗的部位出现的炎症，我的胆固醇水平升高也就不足为奇了。"银汞合金含有重金属，如果它不断地从嘴巴里的旧填料中被释放出来，那么我们的身体可能会出现问题，"欧利希博士说道，"如果某个人的牙齿中填充有银汞合金，那么它会被储存在此人的肾脏、肝脏和大脑中。在我看来，它完全会影响你的胆固醇。"

也有一些牙医像欧利希博士一样，接受过关于检查上述问题的培训，如果你认为上述问题可能是导致你高胆固醇水平的罪魁祸首，那么你可以咨询这样的牙医。不过，了解到某些看起来似乎与胆固醇无关的问题（如牙齿健康）实际上却是胆固醇水平升高的原因，这是不是很有意思？这使得大多数医生的典型反应（开他汀类药物）看起来更加不经思考和狭隘。顺便提一句，在写本书时（2013 年 6 月），我将牙齿中的银汞合金全部都换成了更安全的材料，并清除掉了我牙齿中的几种细菌感染。我们将看到这会对我的胆固醇水平产生什么影响。

压　力

专家解析

如果你回头看看，只有弗雷明汉（Framingham）认为低密度脂蛋白胆固醇水平上升是年轻男性的风险因素，那么这个问题的答案就会非常明确。当人们感到压力时，他们的低密度脂蛋白胆固醇水平会上升。20 世纪 60 年代有一项针对会计师的研究。研究发现，会计师一年当中有两个时间段需要做大量的归档工作，在这两个时间段里，他们的低密度脂蛋白胆固醇水平平均上升 60%，然后会在压力期过去后再次下降。如果压力会导致心脏病，以及使低密度脂蛋白胆固醇水平上升，而我们发现了低密度脂蛋白胆固醇水平与心脏病高发病率有关系，那么你不觉得这是压力在作祟吗？这个假说也有可能成立，不是吗？

——马尔科姆·肯德里克博士

本书的读者都没有任何压力，我们都过着平静、轻松的生活。是的，没错！可以说我们目前生活的时期是世界史上压力最大的时期，这不可能不对你的健康产生影响，包括直接影响你的胆固醇水平。马尔科姆·肯德里克博士，《胆固醇大公约》的作者和本书特邀专家之一，也是著名的"胆固醇导致心脏病"假说的怀疑论者。他告诉我，负有压力的身体会产生更多的低密度脂蛋白胆固醇这种现象实在太正常了。"'体内胆固醇可用作愈合剂'这个概念不难理解，"他说，"为什么身体会产生低密度脂蛋白胆固醇？答案是，身体需要低密度脂蛋白胆固醇来修复受损细胞。从短期来说，皮质醇（也称应激激素）在压力期上升是一件好事，这意味着身体正在发生各种健康、治愈性的反应。然而，从长期来看，皮质醇上升非常不利于身体健康。"

专家解析

我为心脏健康设定的计划包括：降低炎症、氧化损伤、压力和糖摄入量。这四个因素是心脏病的主要推动因素。不过，降压是一项艰巨的任务，可以降压的活动包括：社区服务、爱情、结束一段不友好的关系、当志愿者、做爱、与动物玩耍以及做一些让自己开心的事。这些都是心脏健康和全身健康的重要组成部分。

——乔尼·鲍登博士

肯德里克博士补充说，不断堆积压力又不将之发泄出来会迫使身体做出保护自身的反应。"这就是应激反应，"肯德里克博士解释道，"这体现了身体已经做好治疗自身、战斗和逃跑等的准备。低密度脂蛋白胆固醇水平上升就是应激反应的一种体现。所以，低密度脂蛋白胆固醇增加与心脏病之间存在相当强的联系。这并不表示 A 导致了 B，而是 C 导致了 A 和 B，这有多难？这就像告诉人们抽烟会导致肺癌一样。"

专家解析

如果你的低密度脂蛋白胆固醇水平或总胆固醇水平较高，那么你真的应该关心自己的身体，但解决这个问题的方法并不是药物。胆固醇水平会因为你摄入过多的糖或为了应对压力而升高。因此，胆固醇是健康状况不佳的生物标志物。

——大卫·戴蒙德博士

那么，就降低你的高胆固醇而言，为什么医生不推荐你参加瑜伽课，找时间与心爱的人一起散散步，与自己的孩子一起玩耍或者参加任何一种能够令人愉快、缓解压力的活动，而是给你开他汀类药物呢？当你闲下来并学会减压后，你的胆固醇水平就会恢复正常，千万不要惊讶。正如孩子们可能会说的那样，"哥们，冷静一下"！

激素问题

专家解析

记住，很多东西都会使胆固醇水平上升。当你了解胆固醇的重要性后，你就能很容易地看出原因。压力增加完全独立于饮食。当你对抗感染时，你的胆固醇会增加。当你摄取饱和脂肪时，你的高密度脂蛋白胆固醇和 A 型低密度脂蛋白胆固醇颗粒也会增加，但这是一件好事！对了，别忘了，我们的大脑、细胞膜和性激素——更别提维生素 D 和胆汁酸了——都需要胆固醇。

——乔尼·鲍登博士

激素，唉！仅仅这个词就会让女性不寒而栗。然而，随着女性体内激素上升（例如月经期间或更年期），她们的胆固醇也会增加。服用避孕药也可能导致胆固醇水平升高。当一个女人怀孕时，她体内的胆固醇有助于宝宝的大脑和身体发育。仅仅这一点就可以证明胆固醇是生命中必不可少的物质！

专家解析

如果你没有代谢掉胆固醇，那么你的身体就不会将胆固醇转化为待转化的物质，如消化所必需的胆汁酸、性激素、血压调节激素、所有类固醇激素等。如果你"使用他汀类药物"来阻断胆固醇，那么你就无法享受胆固醇给身体带来的好处，并使低密度脂蛋白颗粒更容易被破坏。

——克里斯·马斯特约翰博士

多囊卵巢综合征（PCOS）是胰岛素抵抗和代谢综合征的一个非常明显

的标志，也是低密度脂蛋白胆固醇水平升高和高密度脂蛋白胆固醇水平降低的另一个主要原因。这种葡萄糖功能受损的症状也会增加小而密的低密度脂蛋白胆固醇颗粒、加重炎症以及促使人体更容易患心脏病。

男性并非完全幸免于难，更年期男性的胆固醇水平也会急剧上升。愚蠢的激素！

关键是胆固醇对激素变化的反应完全是正常、自然的。如果你做了检测并且检测结果显示你的胆固醇水平很高，那么请观察上述几个指标数值的变化趋势，确定胆固醇水平的升高是否由暂时的激素失调引起。如果你的医生试图向你推销降胆固醇药物，那么你可以告诉他你想留着胆固醇治疗和保护你的身体。

专家解析

我们的身体永远不会撇弃胆固醇。它会小心地保存所有胆固醇，因为这些胆固醇对它而言非常有价值。

——斯蒂芬妮·塞内夫

减　肥

信不信由你，即便你通过减肥改善了健康状况，你的胆固醇水平也会导致一些相当令人胆战心惊的事情：低密度脂蛋白胆固醇水平、总胆固醇水平、甘油三酯水平、血糖和血压可能上升，以及高密度脂蛋白胆固醇水平可能下降。不过，不要担心，这些都是减肥带来的正常现象。一旦你将体重减到并稳定保持在目标体重，上述胆固醇相关指标的数值都会神奇地恢复到可控状态。这就是你在积极减肥的同时，最好不要去检测胆固醇的原因。你可以在达到目标体重，且稳定保持该体重至少 1 个月后，再去检测胆固醇。

埃里克·韦斯特曼的医生手记

测量血液中胆固醇水平时需要注意一个问题：如果你正在减肥，胆固醇水平与平时相比可能不一样。当人体以其储存的脂肪作为燃料时，人体血液中的胆固醇水平可能会陡升，然后在体重停止下降后恢复到正常状态。所以，如果我正在帮助某人减肥，那么在其达到目标体重且在目标体重保持稳定之前，我不担心其血液中的胆固醇水平。

以上就是胆固醇水平上升的 9 个原因。你猜实际情况是怎样的？我们只接触到一点皮毛而已！我们甚至没有谈论到其他可能的原因，例如过度运动、脂肪肝和进食过少。不过，你至少看到了胆固醇问题错综复杂的程度——比医生可能会承认的要复杂得多。至少，你现在知道了为什么说"在不进一步了解你的身体状况，就下意识地给你开他汀类药物，作为降胆固醇的第一道防线"这种做法是医生可能做过的愚蠢的事情之一。

我相信你们中有些人，尽管你已经读到这里了，仍然担心高胆固醇水平可能会伤害心脏。嘿，我理解你们！你们只是受到了医学界和健康界长达数十年的洗脑而已。在下一章中，我们将介绍用于确定高胆固醇根源的具体方法：当你的胆固醇相关指标的数值上升时，你应该如何反应以及哪些检测可以用于确定你是否真的患了某种疾病。

本章关键概念

> 甲状腺功能减退症会减缓低密度脂蛋白胆固醇的清除速度。

> 碳水化合物会增加血液中的甘油三酯和小而密的低密度脂蛋白胆固醇颗粒。

> 低碳水高脂肪饮食会引起部分人群的低密度脂蛋白胆固醇颗粒和总胆固醇升高。

> 我们需要更多关于生酮饮食的研究，以便了解胆固醇对生酮饮食人

群的重要性。

> 家族性高胆固醇血症是胆固醇水平升高的遗传倾向。

> 缺乏碘、硒、锌和铜等微量营养素会导致胆固醇升高。

> 引起高胆固醇的某些因素（包括慢性细菌感染（尤其在牙齿部位））
  往往被忽视。

> 压力会引起皮质醇水平升高，具体表现为胆固醇水平升高。

> 激素可能引起胆固醇水平剧烈波动。

第15章

CHAPTER15

我还是担心高胆固醇给我的健康带来危害

专家解析

胆固醇水平在160毫克/分升至240毫克/分升的人中，绝大多数人早逝风险之间的差别微乎其微，真的没有什么可担心的。胆固醇水平极高或极低的情况另说。大约98%的人的低密度脂蛋白胆固醇水平和总胆固醇水平都是正常的。

——马尔科姆·肯德里克博士

专家解析

我感觉我自己就像一个牧师，不断地说服人们信仰我所信仰的“胆固醇教”。

——凯特·沙纳汉博士

我知道有些读者依旧对本书中的一些观念心存疑虑，这很正常：你的对手可是已经存在了几十年的错误理念、谎言和扭曲的真相，这像是百足之虫

（旧习惯和旧理论），死而不僵。想到我那"高不可攀"的胆固醇水平时，我当然有那么一瞬间的疑虑。好在有很多著名健康专家（包括本书特邀专家）都在质疑当今公认的理论。在被高胆固醇水平吓坏之前，你不妨先考虑下列 10 件事情，这些观点都是根据这些专家累积数十年的研究和实践总结出来的。

确定你的胆固醇水平是否真的很高

当某人的低密度脂蛋白胆固醇水平超过 100 毫克 / 分升或总胆固醇水平超过 200 毫克 / 分升时，人们会自动假设其心脏病发作或中风的风险更高。但营养学家和脂质专家克里斯·马斯特约翰博士声称，"完全没有心脏病的非现代人群"不一定没有低密度脂蛋白胆固醇水平高和总胆固醇水平高（据说这意味着生病）这两个特征。

"没有患心脏病的人群中，被研究得最彻底的是巴布亚新几内亚的奇塔文斯（Kitavians）人，"马斯特约翰博士告诉我，"奇塔文斯男性一生的总胆固醇水平通常在 180 毫克 / 分升左右。女性年轻时总胆固醇水平通常在 200 毫克 / 分升至 210 毫克 / 分升，但中年女性的总胆固醇水平高达 250 毫克 / 分升。正如你所看到的，奇塔文斯男性的总胆固醇水平在我们所谓的正常范围内（临界值：200 毫克 / 分升）。然而，奇塔文斯女性的总胆固醇水平则在我们认为的'恐慌模式'范围内。"

恐慌模式并没有错。如果某位 47 岁的女士虽然身体健康但总胆固醇水平达到了 250 毫克 / 分升，那么医生势必会大叫着让她服用高剂量的他汀类药物并采用低脂饮食法。不过，奇塔文斯人的案例证明了这种恐慌并没有依据。事实上，马斯特约翰博士指出，在新西兰托克劳（人们经常摄入大量椰子脂），男性的总胆固醇水平会随着年龄的增长从 180 毫克 / 分升增加到 220 毫克 / 分升，而女性的总胆固醇水平会从 200 毫升 / 分升上升到 245 毫克 /

升。马斯特约翰博士认为，上述数值才应该用作理想胆固醇水平参考数值，他说："我会根据这些数据粗略地判断从哪里开始寻找潜在问题，例如，如果男性患者的总胆固醇水平超过了 220 毫升 / 分升，或女性患者的总胆固醇水平超过了 250 毫升 / 分升，那么这表示他们的身体可能出了问题。"

其他关键指标的数值（高密度脂蛋白胆固醇水平和总胆固醇水平与高密度脂蛋白胆固醇水平之间的比例）也应纳入考虑，马斯特约翰博士补充说道："如果某位男性患者的总胆固醇水平为 250 毫升 / 分升，总胆固醇水平与高密度脂蛋白胆固醇水平之间的比例为 3%，那么我就不太担心他的身体。但如果这个比例为 7% 左右，那么这样的患者通常有代谢问题，我就会特别关注他的这个问题。"

如果医生从奇塔文斯（一个没有心脏病的传统族群）的角度来看待胆固醇水平，那么他可能会重新思考人们普遍认为的高胆固醇数值范围是否合理。

胆固醇参考范围仅仅是受试者总胆固醇水平的平均值

我们刚刚了解到，一个心脏健康的族群的居民的总胆固醇水平高于主流医学告诉我们的最佳范围。不过，医生目前用来确定患者身体是否该引起关注的传统参考范围是合理的吗？它们的可靠性如何？如果你去问澳大利亚墨尔本的生物化学家肯·斯卡瑞斯博士，他会告诉你，胆固醇检测的临界值仅仅是受试者总胆固醇水平的平均值。因此，这些数值并不能用来判断你是否已经患病。

"对胆固醇相关数值的解读本身就是一种自证预言，"斯卡瑞斯博士解释道，"人们看重胆固醇水平，以为胆固醇水平到达某个临界值时，他们心脏病发作的风险就会上升。然而，如果你去深究那个临界值的话，你就会发现，它只不过是受试者总胆固醇水平的平均值。所以，如果你的胆固醇水平高于平均水平，那么你患心脏病的风险高于平均水平。不过，这个临界值在普通人当中确实相当适用。"

此外，斯卡瑞斯博士认为，将总胆固醇水平保持在 200 毫克 / 分升以下这个建议不是随口说的，也不是不切实际的，它与大多数实验室检测方式背道而驰。"就胆固醇而言，如果你的胆固醇水平高于平均水平，那么人们会认为你患某种疾病的风险就会上升，"斯卡瑞斯博士说道，"我们降低了临界值，提高了疾病数据的灵敏性。数值超出临界值范围的那部分可怜的患者则会认为他们出现了某种可怕的突变，需要采取一些偏激的措施。"

斯卡瑞斯博士所述的偏激措施指的是服用他汀类药物，以及减少脂肪和卡路里的摄入量。然而，正如斯卡瑞斯向我指出的那样，这些行为都小题大做了，而且针对的还是一个并不存在的问题："当你告诉别人，50% 的人的总胆固醇水平都高于临界值时，他们就会开始放松下来，并好奇总胆固醇水平以外的风险因素。正如你所看到的，胆固醇参考范围仅仅是胆固醇神话的一种自我强化。我想食品行业也就是在这个时候开始登上胆固醇神话这条"贼船"，并给食物贴上了"低胆固醇"标签。

请切记（这是一个关键点）：200 毫升 / 分升这个总胆固醇水平的临界值仅仅是受试者总胆固醇水平的平均值，所以，总胆固醇水平高于此临界值并不会使你患任何疾病的风险上升。

减少饮食脂肪和胆固醇的摄入量并不能改善健康

我们已经谈了很多膳食脂肪（尤其是饱和脂肪）和胆固醇对心脏健康神奇的改善作用，但正如明尼阿波利斯的注册营养师卡西·比约克（又名"营养师卡西"）在接受客户咨询时发现的那样，这些观点与大多数人一直相信的观点背道而驰。比约克告诉我，当人们了解到摄入脂肪和胆固醇并不会像他们曾相信的那样，会使人发胖或堵塞动脉时，他们都感到"非常震惊"。

"'减少饱和脂肪的摄入量将降低患心脏病的风险'这条预防信息背后根本没有合理的科学依据做支撑,"她说,"实际上,科学得出的是相反的结论。健康教育者应该停止教授这些过时、无科研基础的信息。"

如果你担心胆固醇水平过高,比约克建议你进行高级胆固醇检测,了解自己低密度脂蛋白胆固醇颗粒的分类数值(详见本书第 9 章)。这些高级检测将向你展示摄入更多脂肪和胆固醇所带来的好处。"我最喜欢的高级胆固醇检测是核磁共振脂质图谱检测,因为它可以显示低密度脂蛋白胆固醇颗粒的差异,"她说道,"大多数人验血时只能看到总胆固醇、低密度脂蛋白胆固醇和高密度脂蛋白胆固醇等指标的数值。"

比约克告诉我,如果撇开本书所述的所有其他因素,那么总胆固醇水平"几乎无法反映"个人的健康状况。营养界和医学界还是有人知道并愿意分享真相的,真令人欣慰。

他汀类药物的风险大于心脏病发作的绝对风险

本书第 5 章介绍了服用他汀类药物所带来的许多健康风险。然而,还有一些令人震惊的统计数据值得分享,尤其在数千万人正为了改善健康而服用他汀类药物的时候。乌夫·拉文斯科夫博士,研究员兼医生,警告人们抗他汀类药物已经一段时间了。"他汀类药物治疗能够给你身体带来的好处微乎其微,"他告诉我,"假如一名 65 岁的男性心脏病发作,那么他再活 5 年的概率大约是 90%。然而,如果他每天服用他汀类药物,那么这个概率可以再增加 2%。仅此而已。"

制药行业的发言人让我们相信服用他汀类药物的好处很多。然而,他们只是指出了他汀类药物的相对风险(显示了所谓的好处比重更大),而不是绝对风险(显示了他汀类药物的好处远非他们所说的那么多)。"制药公司告诉我们,他汀类药物能够使心脏病发作患者的死亡率下降 2%,所以它们可以降低 20% 的心脏病发作风险，"拉文斯科夫博士解释道，"服用他汀类药物，心脏病发作患者的死亡率是 8%，而不服用他汀类药物，死亡率是 10%。然而，使用变化百分比而不是百分点来估算风险比例这个做法具有很强的误导性。"

据拉文斯科夫博士的解释，如果你服用他汀类药物，那么你的生存概率会小幅度增加（两个百分点）。不过，有独立研究显示，这种生存率的上升会被其他不良反应抵销：他汀类药物会使糖尿病风险、阳痿风险、肌肉和关节疼痛风险分别上升 2%、20% 和 40%。我不了解你的身体状况，但在我看来，高胆固醇的潜在负面影响与上述非常严重的不良反应相比，简直算是小菜一碟。

现在还有新证据表明，他汀类药物可能致癌，拉文斯科夫博士警告道："我问你，因为患心脏病发作而可能面临死亡以及因为服用降胆固醇药物而患上癌症而死亡，你选哪个？"

考虑你的肠道健康状况

本书第 14 章讲述了胆固醇水平上升的 9 个原因。本节讲述的是另外一个值得研究的原因：肠道里的寄生虫或原虫。保罗·杰米内推荐大家去做梅特梅契克斯（Metametrix）的胃肠道效应粪便检测，这个检测可以找出可能会对肠道造成毁灭性伤害的所有微小漏洞。关于该检测的更多信息，请访问Metametrix.com。

尝试服用胆固醇改良补充剂来改善胆固醇水平

乔尼·鲍登博士，本书特邀专家之一以及委员会认证的营养学家，推荐了一系列胆固醇改良补充剂（而不是处方药）。经证实，这些补充剂能够非常有效地改善脂质检测结果报告单中的数值以及整体心血管健康。"我认为有利于心脏健康的最佳补充剂包括，鱼油中的 ω-3、镁、辅酶 Q10、白藜芦醇、姜黄素、维生素 D、维生素 C 和佛手柑，"鲍登博士说道，"这些补充剂具有抗炎、抗氧化和通过其他多种途径来改善动脉和心脏健康等作用。佛手柑和镁可以降低血糖和甘油三酯，并提升高密度脂蛋白胆固醇水平。镁可以放松动脉壁以及降血压。"

需要重复强调的是：你的身体并不缺乏他汀类药物！相反，它渴望能够保护自己真正的营养素，无论你的胆固醇水平多高。鲍登博士总结道："给身体补充它需要的东西，它就会按照预期的方式运作。"

考虑给心脏做一个心脏 CT 扫描

专家解析

有一项检测有些争议，但我真的很喜欢做它，那就是心脏 CT 扫描。它可以直接扫描你的动脉中是否有斑块。如果它检测出来的结果是 0 分，那么你的动脉内就没有斑块。如果你某条动脉内检测出来有斑块，那么你身体其他部位通常也会有斑块生成。螯合疗法经证实可以逆转斑块，并最大限度地减少心肌梗死给心脏带来的损伤。

——弗雷德·佩斯卡托雷博士

我有一个疑惑（想必你也可能会有）：高胆固醇到底会不会伤害心脏？这个问题的答案较为复杂，即胆固醇水平高和胆固醇本身都不是一种疾病。真正会伤害心脏的是已氧化的低密度脂蛋白胆固醇颗粒，它们会穿透动脉壁，并变成钙化斑块。这就是我鼓励那些担心自己胆固醇过高的患者去做心脏 CT 扫描检测的原因。这项检测可以揭露他们的动脉中是否堆积钙质。心脏外科教授唐纳德·米勒博士同意：这种简单无创的检测能够"相当合理地"

确定"我们的冠状动脉内是否真的出了问题，"米勒博士说道，"当检测分数较低时，你就可以将高胆固醇抛在脑后；当检测分数较高时，你就需要适当改变饮食方式（改为低碳水化合物饮食方式）。"

作为多年来胆固醇水平一直居高不下的人，我始终密切关注着我的心脏 CT 扫描分数。为了编写本书，我分别在 2009 年和 2013 年进行了一次扫描。在这两次扫描中，我的胆固醇水平都超过了 350 毫克 / 分升，但我的心脏 CT 扫描分数均为 0 分。米勒博士表示，对于像我这样胆固醇水平较高的人而言，当看到其心脏 CT 扫描分数较低或为 0 分时，会令人"非常安心"。"如果你的冠状动脉没有任何钙质，那么你就没必要去测胆固醇，"他说道，"心脏 CT 扫描分数优秀意味着你患冠状动脉疾病的风险极低。这种情况下，你以前怎么做现在继续这么做就行了。你只要关心自己是否有其他疾病就行，不必考虑冠状动脉疾病。"

心脏 CT 扫描相对较便宜（在我目前居住的南卡罗来纳州，每次扫描费用不到 100 美元），但必须由医生订购。你只要确保医生买对了就行。有一种检测与之类似，它通过将燃料喷射到人体来检测，但它的费用可能高达数百美元。我的妻子拍了一个她做心脏 CT 扫描时的视频，并将之上传到了 YouTube 上了。

罗纳德·克劳斯博士，美国儿童医院奥克兰研究所的高级科学家兼动脉粥样硬化研究主任，也推荐大家使用心脏 CT 扫描来了解自己的冠状动脉钙化分数，他认为这个分数是"心脏病发作风险最有据可查的指标"。它有助于医生决定应当提供哪种治疗方案（如有）。"如果有人的钙化分数为负分，那么我反而没有当其分数为正分时那么焦急，反之亦然。"

所幸的是，如果你的心脏 CT 扫描分数回到 0 分，那么你在未来 5 ~ 7 年内，不必再做这项检测。对于高胆固醇的人来说，这种简单而无痛的 3 分钟检测能够很好地帮助他们确定其是否真的有患心脏病的征兆。

颈动脉内中膜厚度检测也可以检测人体内是否有斑块

还有一种简便的方法可以测量个人是否有患心脏病的征兆：颈动脉内中膜厚度检测（IMT），它使用超声波来测量颈动脉周围的厚度。杰弗里·格伯博士结合使用本检测方法与心脏 CT 扫描。"斑块的形成需要 30 年或以上的时间，"格伯博士指出，"高胆固醇患者可以每隔 3 ~ 4 个月检查一下他们的胆固醇状况，看看他们正在采取的措施是否能够改善胆固醇状况。"

专家解析

颈动脉内中膜厚度超声检测可以真实地测量你的动脉粥样硬化情况。

——帕蒂·西瑞塔里诺博士

除了提示身体内出现的潜在伤害之外，所有这些检测都能解除你的忧虑。不过，格伯博士指出，你可以做一个更高级的检测，他说："如果患者特别担心自己的身体，我会让他们做心脏导管检查。不过，这个检查仅适用于前述检测结果显示其身体存在极大风险的患者。"

现在已经有多种方法可以确定我们的心脏是否真的受到损伤，真是太好了。如果你担心自己的心脏健康，那就先做上述检测，然后根据检测结果采取适当的措施。

埃里克·韦斯特曼的医生手记

想象一下，当哥伦布从西班牙前往新世界时（尽管当时有人嘲笑他会掉下世界边缘），是否有人站在桅杆顶端向前看，然后在发现世界边缘时（如有），非常肯定地让大家掉头回去？尽管有人高呼低碳水化合物饮食方式有害，但没有证据证明这一点。可是，如果你愿意，你可以检查动脉，看看你是否真的出现了动脉粥样硬化。医生们最开始检查血液中的胆固醇就是为了监测和预防动脉疾病。

通过定期间歇性禁食来降低低密度脂蛋白胆固醇颗粒水平

等等，你刚才说禁食吗？这是指在一段时间内完全不吃任何食物吗？是的，就是禁食。很多人会对禁食望而却步。但如威廉·戴维斯博士（《纽约时报》畅销书《小麦肚》的作者）所说，定期、间歇性断食经证实可以降低血液中的低密度脂蛋白胆固醇颗粒水平。"我的个人经历告诉我，低密度脂蛋白胆固醇水平非常高的人能够比大多数人更能从间歇性禁食中获益，因为间歇性禁食模仿的是人类天然的饥荒经历，"正在密尔沃基工作的戴维斯博士说道，"当你进行间歇性禁食时，你的甘油三酯水平在几天后可能升高。这是一件好事，因为这些增加的甘油三酯都是从你体内存储的脂肪中释放出来的。这是一个完全自然的反应。当人们体重下降得很快，但与此同时，他们的甘油三酯和血糖水平都上升，高密度脂蛋白胆固醇水平下降时，他们会感到不安。他们错误地认为这是饮食方式造成的伤害，但其实这些情况都是体重下降自然导致的。几周之后，当患者体重开始稳定时，这些数值都会下降并变得更理想。"

戴维斯博士认为，像我们的史前祖先一样长时间不定期吃饭在现代社会可能不太符合现实。但我们的确具备处理定期禁食的遗传能力。"2013 年，有极少数的人告诉他们的家人，他们接下来的两周都无法正常吃饭，"戴维斯博士说道，"我们的祖先可能靠一只松鼠就能生存好几天。因此，我们的基因有助于我们熬过饥荒时期。"

间歇性禁食可能不是你的首选方案，但如果高胆固醇伤害到了你的身体，那么这种方法肯定值得一试。

通过降低空腹血糖和胰岛素来逆转胰岛素抵抗

谈及心脏健康时，我们很少谈到最关键的部分：胰岛素抵抗。胰岛素抵抗是一种关键的代谢状态，在这种状态下，细胞无法对胰岛素做出适当反应，促使我们更容易患心脏病。马尔科姆·肯德里克博士认为，空腹胰岛素水平是"最重要的健康标志物，它可以告诉你几乎所有关于健康的信息"。

持有这种观点的人并不止肯德里克博士一个。洛基·帕特尔博士会定期应用即时数据来"确定最佳治疗方案（如有必要）"。"所以我不只看胆固醇水平，"他告诉我，"我也会看其他指标的数值。坦白说，根据我在胰岛素抵抗和炎症均受控情况下处理脂质水平升高的经验，真正的问题变成了我们是否应该关心胆固醇。可惜，我们目前还没有真正明确的答案。"

科学可能没有不容置疑的结论，但有足够证据表明，控制胰岛素抵抗是心脏健康和全身健康不可或缺的一部分。在本书下一章中，我们将详细介绍初级保健医生正在使用的胆固醇指南。这些指南是否有坚实的科学依据？如果你已经消化了到目前为止的所有内容，那么你可能知道答案。

专家解析

我希望更多的人不再关注他们的胆固醇数值，而是开始关注他们摄入的食物。你随时都可以操纵统计数据和数值，但它最终只会归结为常识。这就意味着你感觉良好了吗？这就意味着你正在摄入真正天然的食物吗？那么，你的低密度脂蛋白胆固醇水平在这种情况下升高，又有什么可担心的呢？你想证明什么？当人们问起你的胆固醇相关数值时，你是否想说点什么？

——凯特·沙纳汉博士

本章关键概念

> 无心脏病的人群的胆固醇水平都很健康，通常高于西方国家制定的
　胆固醇水平基线。
> 胆固醇参考范围仅仅是普通人总胆固醇水平的平均值。
> 减少饮食脂肪和胆固醇的摄入量并不能改善健康。

> 他汀类药物对健康的益处很小，但给健康带来的风险很大。

> 检测肠道菌群，进而检测使胆固醇水平上升的微小漏洞。

> 基本食物补充剂可以降低胆固醇水平。

> 心脏 CT 扫描或颈动脉内中膜厚度检测可测定冠状动脉内的斑块。

> 定期间歇性禁食可降低低密度脂蛋白胆固醇颗粒水平。

> 逆转胰岛素抵抗才能真正改善心脏健康。

第16章

CHAPTER16

《胆固醇治疗指南》难道没有坚实的科学依据

专家解析

由于资金枯竭，胆固醇研究变得越来越难了。

——弗雷德·库默罗博士

如果大多数医生使用的《胆固醇治疗指南》如我们所言，并没有全面、透彻或最新的研究支撑，那么患者及其医生为什么对它如此信任？这个问题问得好。

专家解析

研究的黄金标准是临床随机对照试验，除非你在这样的试验中证明了某些事情，否则你不能说这个事情基于科学。与此同时，人人都得吃东西。我们会尽可能地在符合自己喜好的情况下考虑自己的身体会对这些食物产生何种反应。大家在等待研究给出更好的指南的同时，都想知道怎么才能让自己变得更健康。

——帕蒂·西瑞塔里诺博士

《成人治疗专家小组指南》试图制定胆固醇治疗标准

大多数非医学界人士甚至都没有意识到胆固醇水平指南的存在。然而，这样的指南的确存在，那就是：美国国立卫生研究院的美国国家胆固醇教育项目的成员为医生编制的《成人治疗专家小组指南》（*The Adult Treatment Panel（ATP）Guidelines*）。最新版的《成人治疗专家小组指南（第 3 版）》于 2002 年发布，你可以登录 nhlbi.nih.gov/ guidelines/cholesterol，查看这些指南。

专家解析

所有胆固醇指南都偏保守，尤其在他汀类药物制造行业的利润如此丰厚的情况下。人们都不愿意去解决这一问题，因为这会造成天翻地覆的影响。在过去的 20 年里，我们一直在努力不将一半的人群标记为心脏病危险人群。不过，负责确定胆固醇临界值的一些委员会担心：倘若超过一半的人群得接受心脏病治疗，但我们的医疗体系却无法负担怎么办。我们需要将心脏病发病率控制在医疗体系能够管理且负担得起的范围内。

——肯·斯卡瑞斯博士

根据美国国立卫生研究院的自述，《成人治疗专家小组指南》的目的是"检测、评估和治疗成人高胆固醇"，这听起来多像官方和权威！然而，继美国国立卫生研究院鼓吹其发布的《美国人膳食指南》（*Dietary Guidelines for Americans*，这也是美国农业部确定《"我的餐盘"营养指南》的依据）之后，美国农业部随后也推出了所谓的"完美的饮食方式"。千万别让我遵循那种饮食方式。这两个机构发布这两份指南的初衷可能是好的，但是按照这两份指南采取行动会造成相当可怕的后果。

专家解析

科学领域存在的问题是：你几乎可以做出任何推断，然后找到数据来支持或反驳这个推断。

——盖里·陶比斯

《成人治疗专家小组指南（第 3 版）》中的执行摘要里有该报告所引用的医学博士、博士和注册营养师很长的名单。这些"专家"的作用在于使该报告表述的观点（即"美国高胆固醇患者需要接受治疗"这个一锤定音的决定）正统化。根据这些指南，医生可能会给患者提供下列治疗胆固醇的建议：

◀ 低密度脂蛋白胆固醇水平应低于 100 毫克 / 分升。

◀ 低密度脂蛋白胆固醇是"降胆固醇治疗的主要目标"。

◀ 高密度脂蛋白胆固醇水平应高于 40 毫克 / 分升。

◀ 总胆固醇水平低于 200 毫克 / 分升是"理想的"。

◀ 随着他汀类药物变得更便宜，应该让更多人服用他汀类药物。

◀ 降低饱和脂肪和胆固醇的摄入量势在必行。

◀ 每日碳水化合物摄入量应占每日摄入总热量的 50% ~ 60%。

◀ 加大运动量和控制体重很重要。

◀ 建议去咨询营养师，获取更多的营养指导。

令人气愤的是，这些关于胆固醇的建议据说是基于合理、全面的研究，被当作福音真理。其实不然！既然如此，它们为什么还能兴风作浪？它们似乎成了美国医学界和政府凌驾于一切之上的撤退哲学。麻烦的是，它们在这个过程中愚弄了我们的健康。

专家解析

无论你从哪个角度看，这些信息显然是大错特错的，没有任何证据能够证明它们的正确性。不过，它们进入人类潜意识的能力令人震惊。

——马尔科姆·肯德里克博士

专家解析

这些医生都误引用了安塞尔·基斯的一项并没有区分总胆固醇差异的研究。然而，许多非常重要的著作（例如《成人治疗专家小组指南（第3版）》）仍在引用这项研究的成果。这项研究既是胆固醇指南的基石（如果你在医学会议上质疑这项研究，那么医生们将纷纷指责你），也是制药公司用来说服医生"必须让某人的总胆固醇水平降下来"时的依据。然而，这项研究很大程度依靠的是未经适当分析的旧数据。

——凯特·沙纳汉博士

《成人治疗专家小组指南（第4版）》不大可能会改善

本书几位特邀专家对在2014年发布的《成人治疗专家小组指南（第4版）》持悲观态度。事实上，一直在研究低密度脂蛋白颗粒检测的现实意义的罗纳德·克劳斯博士表示，新指南转变为仅提供"循证"的建议，这意味着新指南可能遇到了一个大障碍。"他们为了编制脂质管理方面的指南，一直致力于获取循证研究，"克劳斯博士告诉我，"部分问题在于，指南制定过程要求一定级别的证据⊖，但这些证据在临床环境下通常很难获取。"

克劳斯博士指出："制定循证指南是一个巨大的挑战，因为没有人愿意专门去做一项研究来测试某些营养素对心脏病（尤其在普通人当中）的影响，因为这样的研究将消耗长得离谱的时间和高得离谱的经费。"

⊖ 循证医学依据可靠性对临床研究证据分级，临床经验、描述性研究和专家意见的证据级别最低，即可靠性最差。——译者注

这样一来，大部分此类研究还需要数年的时间才能完成审查。"该指南的编制人对于在真正确凿证据出现之前做出结论表现得很谨慎，但他们不知道的是，我们中的某些人所做的结论始终都没有确凿证据支撑，"克劳斯博士说道，"你会支持已经掌握的最佳信息。"

克劳斯博士承认，挑战之一是新数据会打破惯例，从而降低医学界的可信度。但这是科学不可或缺的一部分。"我们有时会改变主意，我们需要能够这样做，"他说，"否则，你永远不会学到东西。"

专家解析

《科学》杂志中的一些广告正在吸引新晋科学家去别的国家，因为美国大部分心脏病科研经费已经枯竭。过去，我一年可以获得 200 000 美元的科研经费，但在最近 3 年里，我只能自掏腰包，每年花 175 000 美元来给实验室的两名工作人员发工资，因为我很难再获得资助。

——弗雷德·库默罗博士

托马斯·代斯普林博士认同指南的编制会很耗时。"《成人治疗专家小组指南（第 4 版）》没那么快出来，"他说道，"国家心肺血液研究所还在审查这份指南。一旦国家心肺血液研究所的相关负责人签字通过了这份指南，它就会被发给全球各地的专家，这些专家会就此发表所谓的公众意见，之后，这份指南才会被发表。"

可惜的是，当这份指南最终发表后，代斯普林博士认为它毫无用处，因为"它只能提供有 1 级证据支撑的指南，也就是说，这些指南推荐的是经过临床大规模、随机、双盲试验测试过的理论"。然而，这样的综合试验并不多。"实验室检测（例如载脂蛋白 B、低密度脂蛋白胆固醇颗粒和非高密度脂蛋白胆固醇等的测量）并没有经过上述综合试验的验证，也没有人会做这样的试验，"代斯普林博士感叹道，"20 年前，人们做针对胆固醇标志物的综合试验时，都将注意力都集中在了低密度脂蛋白胆固醇上，因为只有这个标志物有 1 级证据支撑。"

专家解析

制度压力和责任压力很大。我们现在正在研究循证医学，而且我们基本上把它简化成治疗数值。所以大多数医生都不再考虑它了。他们忙于工作，不想自找麻烦。

——德怀特·伦德尔博士

代斯普林博士告诉我，这使人们将注意力放在降低低密度脂蛋白胆固醇的数值之上的期望会变得更加强烈。"很多人怀疑新指南表述的观点不仅是'如果你胆固醇水平较高，那么你可以服用他汀类药物'这个观点，这样很可悲。"

纽约市一名专注于营养医学的全科医生弗雷德·佩斯卡托雷博士也赞同代斯普林博士的观点。他也对大家不断地关注低密度脂蛋白胆固醇，并将其当作胆固醇水平升高的主要治疗方式这一现象感到失望。"《成人治疗专家小组指南（第 4 版）》中的建议是：将低密度脂蛋白胆固醇水平降至 70 毫克 / 分升，"他说道，"我认为有人会因这条建议死亡。它会导致死亡率上升。"

佩斯卡托雷博士认为，大家过于关注低密度脂蛋白胆固醇的唯一合理且隐秘的解释是："整个胆固醇神话存在的唯一理由是，我们有药可以治它。既然如此，我们为什么不服用这些药呢？制药公司已经让整个世界相信，因为制药公司生产了他汀类药物，所以我们应该服用他汀类药物。"

洛基·帕特尔博士告诉我，新的《平价医疗法案》（Affordable Care Act）将于 2014 年全面生效，并要求医生"更加负责"，这不仅是为患者的健康着想，也是为了降低看病成本。"《成人治疗专家小组指南（第 3 版）》考虑并比较了检测成本和检测给患者带来的好处。这也是《成人治疗专家小组指南

（第 4 版）》不推荐高级脂质检测的原因之一——这些检测都太贵。"

在理想的世界里，医生和患者都能获得一份基于合理和现行科学而编制的《胆固醇治疗指南》（以及《饮食指南》等），但这不太可能发生。只要他汀类药物带来巨额利润，政府和厂家都不大可能打破现状，也不可能资助与"胆固醇导致心脏病"假说背道而驰的任何研究。这样一来，《成人治疗专家小组指南（第 4 版）》其实不怎么算得上"指南"——不，它完全算不上！

本书下一章中，我们将介绍低脂素食饮食方式被吹捧成可用于改善胆固醇的原因，以及低脂素食饮食方式可能并不像人们吹捧的那样"有益心脏健康"。

本章关键概念

> 许多人认为胆固醇指南有合理的科学研究作为支撑。

> 《成人治疗专家小组指南》依赖顶级医疗和专业研究人员。

> 2002 年发布的《成人治疗专家小组指南（第 3 版）》侧重于将低密度脂蛋白胆固醇作为心脏病的主要标志物。

> 于 2014 年推出的《成人治疗专家小组指南（第 4 版）》仅接受 1 级证据。

> 我们无法获取"循证"建议。

> 高级胆固醇检测永远不会得到充分研究。

> 人们对低密度脂蛋白胆固醇的持续关注会被利用来推销他汀类药物。

> 除非你仍然担心胆固醇很重要，否则没必要再去检测胆固醇了。

第 17 章

CHAPTER17

低脂素食的神话

专家解析

对于认为低脂肪等于"健康"的人，你要如何打破他们的思维定式？真相终将浮出水面。真理必将战胜一切。唯一能够压制真相的方法就是投入大量资金和精力，也就是目前我们所经历的一切。不过，金钱的力量有的时候会被削弱，因为太过确凿的证据指向了同一个方向。我觉得这种关于脂肪和胆固醇的想法有些像政客的谎言，它存在了 50 年，靠人们的谎言维持了 50 年。不过，人们最终将揭穿这个谎言。

——马尔科姆·肯德里克博士

提到"有益健康"的饮食方式时，你几乎不可避免地会想到低脂素食饮食方式。有数百万人将这种饮食方式当作唯一的出路。可是，只有当你错误地认为吃富含饱和脂肪的食物会引起低密度脂蛋白胆固醇水平升高以及心脏病时，低脂素食饮食方式才有意义。不过，你已经不相信这种观点了，对吗？

专家解析

脂肪不是什么大问题，也永远不会对我们的身体造成什么大问题。摄入脂肪和胆固醇并不一定会提高你的胆固醇水平。摄入来自真正天然的食物中的健康脂肪完全没问题。不再食用人造食物，例如糖、白面包和白面条，实际上可以让你的胆固醇水平保持在理想范围内。

——弗雷德·佩斯卡托雷博士

如果你正在采用低脂素食饮食方式，并且你所有胆固醇相关指标的数值和其他关键健康标志物（血糖、胰岛素、C 反应蛋白等）的数值都非常理想，那么你为什么曾经放弃它呢？要是有人找到了既能让他们感到愉悦又能让他们保持健康的营养方案，我会第一个为他们欢呼。然而，我还要指出，在饱和脂肪和胆固醇被妖魔化数十年之后，采用低脂素食饮食方式的人可能很难意识到"不摄入任何脂肪和胆固醇可能弊大于利"才是无可辩驳的事实。

专家解析

假如你正在坚持低脂饮食，那么你的低密度脂蛋白胆固醇颗粒会因为脂肪摄入量的减少而减少。小而密的低密度脂蛋白胆固醇颗粒往往会导致各种健康问题。而采用低脂饮食的人的高密度脂蛋白胆固醇水平较低。他们的高密度脂蛋白胆固醇水平变得太低的一个原因是，他们摄入的饱和脂肪不够。

——保罗·杰米内

我们身体的每个细胞都需要胆固醇才能正常运作，前文已经详细讨论过这一点，但它值得我们一而再，再而三地强调。若你剥夺了身体必需的营养素（例如饱和脂肪和膳食胆固醇），然后用来自碳水化合物的能量（例如全谷类食物、含糖高的水果和淀粉类蔬菜）取而代之，则你的身体会产生更多的甘油三酯、令人讨厌的小而密的低密度脂蛋白胆固醇颗粒以及更少的高密度脂蛋白胆固醇。当你的饮食结构是高碳水化合物、低脂肪和素食时，你将无法避免前面三种标志物的威胁。

专家解析

若你采用低饱和脂肪和高碳水化合物的饮食方式，则你的脂蛋白 a 水平往往会提高。这也举例回答了低脂饮食为什么不能降低心血管疾病风险。

——罗纳德·克劳斯博士

低脂素食饮食方式旨在降低低密度脂蛋白胆固醇水平

停下来思考一下，为什么低脂素食饮食方式会成为降胆固醇的热门方法呢？为什么人们普遍认为低脂素食饮食方式会促进心脏健康？这与"胆固醇引发心脏病"假说和人们对下列两个数值的重视有关：低密度脂蛋白胆固醇水平和总胆固醇水平。当有明显证据证明：你只要减少饱和脂肪酸和胆固醇（通常存在于动物源性食物中）的摄入量，你就可以降低这两个数值时，人们将全力以赴地去妖魔化脂肪、胆固醇和肉类，并拥戴以碳水化合物为主的食物。

当然，读过本书的你现在更清楚，我们的身体太过复杂，无法对胆固醇检测结果报告单上的这两个指标做出任何反应。然而，医生们这几十年来一直在饮用胆固醇假说带来的这种名为酷爱牌（Kool-Aid）饮料，当看到低密度脂蛋白胆固醇水平为 65 毫克 / 分升，总胆固醇水平为 101 毫克 / 分升这样的数值时，他们会感到兴奋。那么，要是患者的高密度脂蛋白胆固醇水平为 23 毫克 / 分升，甘油三酯水平为 227 毫克 / 分升，或者所有的低密度脂蛋白胆固醇颗粒都是小而密的颗粒（假如他们愿意去做高级胆固醇检测）呢？你是否能够看出低脂饮食和他汀类药物联合的治疗方案有多容易就成为高胆固醇的首选治疗方案？

专家解析

　　饮食真相之所以变得复杂仅仅是因为：他汀类药物可以降低低密度脂蛋白胆固醇并挽救生命，至少能够挽救某些患者的生命。这促使人们相信：任何可以降低低密度脂蛋白胆固醇的东西肯定都是好东西，而饱和脂肪会增加低密度脂蛋白胆固醇，所以必定不是好东西。即使是制药公司都在他们的商业广告中同时推行饮食和药物，以此推行下列观点：假如你无法戒掉黄油、奶酪和红肉，导致你的胆固醇水平居高不下，那么请选择我们的他汀类药物吧。

——盖里·陶比斯

迪恩·欧尼斯的低脂素食饮食方式试验从未单独研究过营养

　　迪恩·欧尼斯（Dean Ornish）博士是低脂素食饮食方式的主要倡导者之一。他因生活方式及心脏临床试验（Lifestyle Heart Trial）而出名，这个系列的临床研究试验试图通过改变生活方式，例如运动、压力管理、戒烟和低脂素食饮食方式，来逆转冠状动脉疾病的发展。此系列临床研究的结果已发表在一些颇具声望的医学期刊上，包括《柳叶刀》和《美国医学会杂志》。欧尼斯博士经常说，他的方法是唯一一种经证实能够逆转心脏病的方法。事实上，当我在 2008 年的《低碳水饮食生活秀》播客采访他时，他反复提起这句话。

　　不过，有几名专家质疑他的说法，其中包括心脏病专家威廉·戴维斯博士，他认为生活方式及心脏临床试验的结果具有很强的误导性。这项研究是一项"非常微小的"针对营养计划的试验，此外，戴维斯博士告诉我说："我们都知道，生活方式及心脏临床试验最开始的时候，受试者只有不到 30 名的高风险患者，而这 30 人当中，有大概 28 人在试验期间（5 年）心脏病发作、做了心脏手术或住院了。换言之，这 28 个人并不能随意散步、保持心情愉悦、手舞足蹈或食用健康的食物。这些人在这 5 年的试验期内，遇到了非常严重的问题。"

戴维斯博士也质疑欧尼斯博士原始的测量心脏病的方法。"受试者的病情确实没有怎么恶化，但他们病情恶化的测量方法，也就是定量冠状动脉造影法（QCA），非常粗糙。这个方法并不能很好地评估疾病负荷。"按照戴维斯博士的说法，这些变量使得这项研究的结论缺乏远见。"我认为他想要展示的是，他的极低脂肪饮食和整个生活方式，使得内皮功能变得正常了。所有这一切都表明，他让受试者的动脉变得放松，这明显加大了受试者血管的直径，进而降低了动脉堵塞率。

更现实的是，戴维斯博士补充到，欧尼斯博士"并没有使研究参与者完全避免患上心血管疾病"。"这些受试者中有许多人都患上了心血管疾病，"他补充道，"所以，我们从这项研究中得出任何结论时都必须小心谨慎。"

然而，欧尼斯博士的研究使得许多担心自己的高胆固醇水平会导致心脏病的人纷纷选择了低脂素食饮食方式。然而，这会对整体健康产生何种影响？"若'心脏疾病'成了你唯一的指标，则这种饮食方式会给你带来好处，"戴维斯博士说道，"不过，如果有人问这种饮食方式是不是理想的饮食方式，人类是否已经进化成能够适应这种饮食方式，以及这种饮食方式是否能够将我们需要控制的所有疾病的发病率降至最低，那么我绝对会给出否定的答案。"

事实上，戴维斯博士认为低脂素食饮食方式"是对'人类应该如何生活'这个问题的反进化解答"。更糟糕的是，他补充道，它可能导致"多种代谢紊乱和健康问题"。低脂素食饮食方式会比快餐之类的饮食方式更好，但它肯定不是理想的饮食方式。

埃里克·韦斯特曼的医生手记

　　最近有项独立研究表明，超低脂饮食使某些人的低密度脂蛋白胆固醇状况恶化，而运动只能部分减少这种影响。因此，我们应该了解我们所选的生活方式如何影响我们的健康，而不是人云亦云。

生活方式及心脏临床试验有一个特性有时会被人遗忘，那就是它研究的不仅仅是饮食，认知神经科学教授大卫·戴蒙德博士说道，尽管这项研究最终最出名的部分就是饮食。然而，改变生活方式同样重要。不幸的是，媒体采纳并向公众推广的却是如下内容：为了保持健康，你需要减少脂肪的摄入量，并多吃植物源性食品。事实上，所有研究都从未单独研究过低脂素食饮食方式。

"推崇少吃高脂食物，多吃水果和蔬菜，只吃少量瘦肉的饮食的大师中，迪恩·欧尼斯是最出名的，他提倡将这种饮食方式当作心脏病的治疗手段，"戴蒙德博士告诉我，"欧尼斯声称，他推荐的饮食方式能够降低血液中的胆固醇水平并改善人体健康，但实际上他从未做过仅涉及饮食的研究。"

换言之，无论采用何种饮食计划，参与他研究的受试者的健康都可能有所改善，这个区别就大了。"欧尼斯博士研究的受试者减少了抽烟次数，降低了压力水平，加大了运动量。顺便说一句，他们也恰好减少了饱和脂肪和胆固醇的摄入量，"戴蒙德博士说道，"现在的关键问题是，可能不管有没有配合饮食，上述所有生活方式的转变都有助于受试者达到预期效果。"

"欧尼斯博士等低脂素食饮食方式倡导者'及其推荐的饮食方式已经走上了正轨'，"戴蒙德博士补充道，"即使他们推荐的饮食方式对很多人而言都收效甚微。"

"人们应当知道，身体健康不能仅仅指望一片药。我们需要改变生活方式，例如戒烟、减少糖分的摄入量、控制压力，加强锻炼以及食用天然脂肪，例如黄油、全脂奶酪、草饲牛肉、坚果、蔬菜和黑巧克力，这才是有益身体健康的最佳处方。"戴蒙德博士补充道。

蛋白谬论

健康饮食趋势中，最糟糕的部分之一是蛋的遭遇，特别是对蛋黄营养的严重毁谤。许多知名连锁餐厅大声歌颂他们新推出的蛋白三明治，向消费者推销这是更健康的选择。2012年，赛百味菜单中新添了一个"健康"菜式：黑森林蛋白乳酪早餐三明治；2013年，麦当劳大肆宣扬他们的蛋白满福宝"更轻"。只要我们继续害怕摄取饱和脂肪和胆固醇，未来势必会看到餐厅推出越来越多只有蛋白没有蛋黄的菜肴。这进一步地证明了，膳食脂肪和胆固醇在我们的文化里被妖魔化的程度有多深。

然而，实际上，吃蛋白可能真的有严重的负面效应。"蛋白含有名为"抗生物素蛋白"的营养素，它会与生物素结合，阻止生物素的吸收，"营养学家克里斯·马斯特约翰博士告诉我，"事实上，动物研究中已经证实，蛋白若占日常饮食的5%或以上，则会造成先天缺陷。人类研究证据显示，孕妇会因为怀孕压力而轻微缺乏生物素。这可能是人类先天缺陷的一个致病因子。"

马斯特约翰博士认为，只吃蛋白"大概根本就不是个好主意"，对于"处于生育年龄的女性特别有害，因为她们往往最害怕摄取蛋类、脂肪、胆固醇和红肉"。

本书一位特邀专家是麻省理工学院的营养研究科学家斯蒂芬妮·塞内夫博士，她大力提倡动物源性食物。事实上，因为饱和脂肪内含关键的氨基酸，所以她相信一点儿都不摄取饱和脂肪可能会造成严重的健康问题。塞内夫博士说："心脏、大脑和肝脏全都储存有牛磺酸，这是唯一的含硫氨基酸，而牛磺酸只能在动物源性食物中找到。因此，如果你是个素食者，那么你的饮食中就完全没有牛磺酸。"

土鸡蛋的蛋黄和新鲜的鱼，不仅给我们带来大量重要的ω-3脂肪酸，还提供我们身体发育所需的所有牛磺酸。因此，吃低脂食物和素食的人，错过了一些可能最有益心脏健康的食物。"我们应该多吃含有胆固醇的食物，"塞内夫说，"我不了解营养学家怎么会认为推广只吃蛋白是个好主意。"

诚如我先前所说，倘若多吃植物源性食品对你有用，那就继续执行。但如果遵循低脂素食饮食方式养生法的结果让你并不满意，何不花 30 天的时间，试试纯正的高脂、适度蛋白质、低碳水化合物的食物，看看你觉得如何？你会有什么损失？

在本书下一章中，我们将了解你的医生如何解读你的胆固醇检测结果，以及胆固醇检测结果可能不是心脏健康风险的最佳衡量标尺的原因。

埃里克·韦斯特曼的医生手记

我认为低脂饮食方式可能会让一些人保持健康，也可能会让另外一些人的健康状况恶化。低脂饮食方式绝对不像有些人吹捧的那样，是预防心脏病和糖尿病的"万金油"。

本章关键概念

> 人们通常认为低脂素食饮食方式有益心脏健康。
> 若目标是降低低密度脂蛋白胆固醇，则减少脂肪和胆固醇的摄入量合乎逻辑。
> 如果低脂素食饮食方式能够让你保持健康，那就继续执行。
> 当你减少脂肪的摄入量时，你通常会摄取更多的碳水化合物来替代减少的脂肪。
> 高碳水化合物和低脂饮食会提升甘油三酯水平、降低高密度脂蛋白胆固醇水平和增加小而密的低密度脂蛋白胆固醇颗粒的数量。
> 迪恩·欧尼斯博士认为低脂饮食有助于改善心脏健康。
> 欧尼斯博士的饮食方案并没有使参与试验的受试者免于患心血管

疾病。

> 欧尼斯博士的研究并没有单独排除饮食疗法。

> 改变生活习惯配合适当饮食计划对心脏健康起着至关重要的作用。

> 只吃蛋白会引起健康问题。

> 不吃动物源性食物会使心脏、大脑和肝脏缺乏一些重要的营养素。

第18章

CHAPTER18

医生如何（错误地）解读胆固醇检测结果

专家解析

有人发现了胆固醇测量方法。就像在许多领域一样，一旦你知道了如何测量某个东西，你就要知道如何应对它。

——德怀特·伦德尔博士

专家解析

大多数主流医学都只关注标准脂质检测结果报告单，并据此治疗胆固醇。他们会认为升高的低密度脂蛋白胆固醇和总胆固醇是心血管疾病风险上升的标志物。然而，从我们看过的一些关于低密度脂蛋白胆固醇颗粒的大小和各种亚类的研究来看，这种联系并未完全抓住事情的本质。目前已经有大量证据表明，小而密的低密度脂蛋白胆固醇颗粒与心血管疾病风险的相关性更强，远强于大而轻的低密度脂蛋白胆固醇颗粒与心血管疾病风险的相关性。与心血管疾病风险上升相关的因素不仅是低密度脂蛋白胆固醇和总胆固醇。通过更灵敏的检测方法和评估策略，我们可以为每个人开发更合适的治疗方案。

——帕蒂·西瑞塔里诺博士

当你去找初级保健医生检测胆固醇时，你可能会以为医生采用的是一些高级、精密和先进的方法来为你检测。然而，事实会让你大失所望，医生所采用的检测方法其实既原始又简单——这些方法可以说是当今典型医疗实践中最不科学的医疗实践。

如果你的胆固醇检测结果显示，你的总胆固醇水平超过了200毫克/分升或你的低密度脂蛋白胆固醇水平超过了100毫克/分升，那么你的医生可能会向你提出下列建议。

◀ 坚持"健康的饮食习惯"，而他们所谓的"健康的饮食习惯"指的是：减少饱和脂肪和胆固醇的摄入量；多吃鱼、水果、蔬菜和纤维含量高的"健康的"全谷类食物；选择低脂的替代食物，如人造黄油和脱脂乳制品；以及减少红肉、鸡蛋、全脂奶酪和钠的摄入量。

◀ 服用降胆固醇药物，例如可迅速降低胆固醇水平的他汀类药物。如果你对他汀类药物不耐受，那么医生会建议你服用烟酸或食用强化食物，例如人造黄油、橙汁和米浆。

◀ 每天至少锻炼30分钟，以便提高高密度脂蛋白胆固醇水平并降低甘油三酯水平。

专家解析

胆固醇的真相就在那里。人们需要了解的是，媒体已经发表了"胆固醇会以某种方式伤害我们的身体"这种说法。讽刺的是，胆固醇实际上非常有利于我们的健康，例如，我们需要它们来产生激素（包括睾丸激素和雌激素）和维生素D。胆固醇也是一种脆弱的分子，如果个人感受到了压力、摄入了太多的糖或其体内的胆固醇维持在高水平太长时间了，其体内的胆固醇就会减少。

——大卫·戴蒙德博士

正如我们在本书中多次证明的那样，这种根深蒂固的传统医学理论完全是错误的。不过，医生们对低密度脂蛋白胆固醇和总胆固醇的陈腐观念使他们几乎都做出了前述行为。2005 年，我的医生发现我的总胆固醇水平超过了 200 毫克／分升，低密度脂蛋白胆固醇水平超过了 100 毫克／分升，他就向我灌输了前述错误信息。当时是我减掉 180 磅体重，恢复健康后第一次去看医生。对于我在 2013 年 4 月得到的体检结果（总胆固醇水平 310 毫克／分升，低密度脂蛋白胆固醇水平 236 毫克／分升），我的医生会有什么反应？我唯一能想到的就是，他会给我开尽可能高剂量的他汀类药物！

心脏外科医生德怀特·伦德尔博士至今仍记得胆固醇从什么时候开始变成了心脏病问题的焦点，那就是 20 世纪 70 年代早期。当时，他刚开始行医。"我们之前并没有心脏病治疗方法，突然之间就出现了两种方法，"伦德尔博士告诉我，"我们有了治疗胆固醇的方法。刚开始时，我们的方法是让患者服用烟酸和氯贝丁酯之类的药物。后来，我们有了冠状动脉搭桥手术。在我整个职业生涯当中，我看过 15 000 个冠状动脉，并观察过里面的垃圾。的确，这些垃圾又黄又丑，看起来像我们所描述的胆固醇。外科医生们看到这些黄色、丑陋的东西时都很兴奋。我们很早就知道动脉粥样硬化斑块含有胆固醇和其他细胞碎片，但我们直至此时才将注意力转向胆固醇。"

仿佛只是一夜之间，人们都开始认为，如果我们血液中的低密度脂蛋白胆固醇和总胆固醇的水平都升高，那么这些胆固醇就会沉积在我们的冠状动脉壁上，进而导致心脏病发作或死亡。当时没有人质疑这一理论，但更令人惊讶的是，尽管后来有大量科学证据和临床证据得出了相反的结论，却依旧很少有人质疑这一理论。不过，我们现在可以看到这面单一思维之墙开始出现裂缝。

专家解析

你们根本没必要考虑低密度脂蛋白胆固醇，因为这个指标的数值并不是直接测量得出的，而是通过公式计算出来的。有证据表明：这个公式并不适用于部分人，尤其是甘油三酯水平有所波动之人。不过，如果你们关注的是总胆固醇与高密度脂蛋白胆固醇的比例，那么上述适用性问题就完全不必考虑。当你们单看低密度脂蛋白胆固醇本身时，它只会混淆视听。

——克里斯·马斯特约翰博士

胆固醇革命的开端

人们对"心脏病治疗的主要目标是降低低密度脂蛋白胆固醇"这个过时理论愈加失望。2012 年 4 月 19 日的科学期刊《循环：心血管质量和结果》（*Circulation: Cardiovascular Quality and Outcomes*，著名的《美国心脏协会杂志》旗下的子期刊）上发表的"编者按"中，两名医生，罗德尼·海沃德（Rodney Hayward）博士和哈伦·克鲁姆霍尔茨（Harlan Krumholz）博士，表达了他们对"以低水平的低密度脂蛋白胆固醇为目标"这一做法的担忧。

他们指出，"仅仅从低密度脂蛋白胆固醇来判断心脏病风险"这一做法的有效性或安全性从未得到过适当的研究或审查，我们迫切需要根据每位患者的具体健康状况，来为其"量身定制更适合他的治疗方案"。如果你听到越来越多类似的言论，不要感到惊讶。正如加利福尼亚州纳帕市的一名全科医生凯特·沙纳汉博士（本书特邀专家）向我指出的那样，"就低密度脂蛋白胆固醇和总胆固醇而言，几乎没有什么数据能够真正地告诉我们，它们为何会被当作个人风险因素。我告诉我的患者，总胆固醇这个指标没有任何意义，因为它包含高密度脂蛋白胆固醇，我们希望后者的数值能高一些。并且，总胆固醇并不能很好地反映出另一个重要指标的数值，也就是甘油三酯水平。"

专家解析

这些脂质标志物存在许多混淆变量，使得它们几乎无解。

——洛基·帕特尔博士

沙纳汉博士用了个比喻，完美地解释了仅依靠总胆固醇水平来治疗患者的荒谬性。"就好像你有一天打电话跟我说'我身高 1.7 米'，然后我回答说：'你比我其他所有患者都高，所以你必须减肥了！'你可能会回答：'什么？你又不知道我有多重！'如果你的医生仅仅根据你的总胆固醇水平就判断说你的身体有问题，那么他做的事情和上面那个例子没什么区别。"

本书中已经有人传达了这个观点，但沙纳汉博士加深了我们对这个观点的印象。

"具有良好、健康总胆固醇水平（低于 200 毫克 / 分升）的人群患心脏病的概率，与所谓的胆固醇水平过高之人心脏病发作的概率几乎相等，那么，我们怎么能说总胆固醇数值是有意义的呢？"

埃里克·韦斯特曼的医生手记

即便胆固醇有"好"与"坏"之分，使用总胆固醇数值来评估风险也没什么效果。

沙纳汉博士究竟会如何向其患者描述胆固醇呢？"我会坦然地告诉他们，胆固醇水平的参考范围已经落伍了。我可以用最新的科学数据来证明这一点。"

对于那些被上了油的胆固醇 – 健康 – 假说机器"迷惑"的人而言，这个消息实在是"令人震惊"，这一点都不奇怪，沙纳汉博士说道："我说服患者相信实验室给出的消息并不是最新的，最新资讯即将公布。而我说的信息是完全正确的。"

正如我们已经指出的那样，我们目前认为的理想胆固醇水平完全是随意定下的。"机器将我们的身体数据整合到一张纸上，再将这张纸打印出来，这并不意味着某些医生就真正了解我们全部的健康状况，"沙纳汉博士说道，"是时候开启探险模式了。"具体做法包括，使用更先进的检测方法来测量低密度脂蛋白颗粒的亚级分类。沙纳汉博士认为，这些昂贵的检测方法是现存标准胆固醇检测的延伸。"归根结底，这只是某些人的想法。他们从我们的身体上取走一些东西进行检测，然后告诉我们检测结果意味着什么。我们都陷入了这种心态——这是一场神奇的表演，就好像魔术师从帽子里拉出一只兔子一样。然而，这些都是伪装的，有些人正在为此付出代价。"

为什么医生会忽略胆固醇检测结果报告单中其余指标的数值

胆固醇检测结果中的所有其他指标（高密度脂蛋白胆固醇、甘油三酯等）都代表着什么呢？它们一点儿意义都没有吗？总胆固醇和低密度脂蛋白胆固醇是否能够力拔头筹，成为独立的心脏健康风险因素？这些都是我们应该问医生的问题。

澳大利亚墨尔本的肯·斯卡瑞斯博士（本书特邀专家）就向他的医生问了这些问题。在过去的40年里，他一直关注胆固醇假说的发展。"20世纪70年代，人们开始将关注点放在低密度脂蛋白胆固醇上，并将其视为致动脉粥样硬化的颗粒，"斯卡瑞斯博士告诉我，"然而，在20世纪80年代，人们开始将焦点转移到糖尿病患者身上，这些患者的低密度脂蛋白胆固醇水平和总胆固醇水平不一定很高，但他们患心血管疾病的风险明显上升。那时，人们开始对低密度脂蛋白胆固醇的性质以及是否有某些类别的低密度脂蛋白胆固醇比其他类别的低密度脂蛋白胆固醇更易致动脉粥样硬化等问题感兴趣。"

低密度脂蛋白胆固醇和总胆固醇理论也应该在那个时候被推翻，心血管疾病治疗的重点也应该转移。然而，在技术又向前发展10年之后，人们理应有能力检测到低密度脂蛋白胆固醇的颗粒大小差异，可旧假说依然屹立不倒。而且，遗憾的是，即便到了今天，旧假说仍岿然不动。

"我们在 20 世纪 90 年代就发现了低密度脂蛋白胆固醇颗粒大小不一，"斯卡瑞斯博士继续说道，"各种疾病组中都出现了'小而密的低密度脂蛋白颗粒'这个概念，心血管疾病风险上升也与这种颗粒有关。研究人员在那时就已经开始调查，为什么我们体内会有小而密的低密度脂蛋白颗粒以及这些颗粒从何而来。压力较大、肥胖和患糖尿病的人群似乎都有小而密且高度致动脉粥样硬化的低密度脂蛋白胆固醇颗粒。我们至今仍有这样的理论：巨噬细胞和清道夫受体是动脉粥样硬化的主要发病机制。我们的重点应放在改变低密度脂蛋白胆固醇颗粒、氧化和糖化的因素上。"

可惜的是，上述重点的转变并未上升到治疗层面，它几乎完全停留在研究领域。本书特邀专家兼心脏外科医生唐纳德·米勒博士深信，巨额利润使得人们掩埋了胆固醇的真相。"医生都被胆固醇有害论支持者（包括制药业、政府机构、美国食品药品监督管理局、美国国立卫生研究院和主要医学协会）误导了，"他解释道，"他们让医生相信，冠状动脉疾病的致病因素是水平上升的胆固醇，而胆固醇水平的上升则是摄入饱和脂肪导致的。于是，预防心脏病的方法就变成了降低胆固醇水平这么简单了。任何与此相矛盾的事实都被忽略了。目前有几本著作详述了这个胆固醇理念的问题所在，但没有多少人关注这些著作。"

是的，新科技和先进科学早在几年前就已经证明旧假说是错误的，但它仍被当作福音真理。对此，米勒博士评论说，"这几乎成了一种宗教信仰"。

米勒博士甚至曾一度接受胆固醇理论。在他开始自己的研究之前，他都没有改变自己对胆固醇的看法。事实上，令他感到"震惊"的是，竟然只有少得可怜的证据在支撑着这个医疗行业认为无可辩驳的假说。米勒博士最近都在举办讲座和发布 YouTube 视频，分享胆固醇的真相。尽管如此，他的同事却不想听他的理论。"我就好像和我的同事同在一座岛上，但他们都拒绝和我讨论胆固醇这个话题，"米勒博士说道，"他们认为我只是一个古怪的老外科医生。"

据他透露，他已经 40 年没有检测过自己的胆固醇了，这也是他所提倡的。"我告诉人们不要去测胆固醇了，快停止吧！"米勒博士说道，"胆固醇检测只会向人们发出没有任何确凿证据可证实的危险信号。令人遗憾的是，所有这些医生们都已经被灌输了胆固醇假说，他们对营养所扮演的角色一无所知。他们没有学过任何关于营养的知识。"

如果你从本书得到了什么启示，那么我们希望你能意识到，你正在吃的食物对你血液中的胆固醇水平起着至关重要的作用。营养是最佳健康状态和自我护理不可或缺的一部分，但大多数医生几乎没有接受过相关教育。一想到未接受过营养知识培训的医生正在给患者提供各种各样的饮食建议，我就觉得这是在犯罪。

克服已扎根多年的饮食教条思想将会非常困难

"人们对胆固醇和饱和脂肪根深蒂固的负面影响将会，"马尔科姆·肯德里克博士说道，"很难消除。我不知道要怎么做才能让相信脂肪和胆固醇会堵塞他们动脉的人放弃这种想法。医生给他们看了脂肪的照片，然后又给他们看了被脂肪堵塞的管道的照片，然后告诉他们，他们的动脉就像这些管道一样被脂肪堵塞了。这个故事很简单，只不过都是谬论。不过，你可以用什么故事取而代之呢？"

肯德里克博士担心，改变人们的思维定式（从将脂肪和胆固醇当作天生恶魔，转变为将其当作有益健康的物质）几乎是不可能的。"人们不会相信脂肪和胆固醇有益健康，因为他们之前对脂肪和胆固醇的思维定式太根深蒂固了，"肯德里克博士说道，"他们只是不想改变。如果你认为一件东西是坏的，那么你就会把它当作坏东西看待；如果你认为一件东西是好的，那么你就会把它当作好东西看待。在人类大脑情绪调控之下，将原本认为是好的东西当成坏东西是一件很困难的事情，反之亦然。"

我理解肯德里克博士的担忧，但我希望根据自己和他人（包括英国医生兼营养健康作者约翰·布里法博士）的经验，继续推动胆固醇变革。"事实上，许多人对胆固醇的看法摇摆不定，我从中看到了希望。这些人对最新的关于胆固醇对健康的作用、如何能最好地照顾我们的心脏和使我们变得更健康等问题的答案持开放态度，"布里法博士告诉我，"越来越多的人认识到，降低胆固醇水平对健康没有多大的益处。我们都知道这一点，因为从所有已实施的降胆固醇治疗方案来看，人们发现这些方案几乎无法降低总体死亡风险，即使在心血管疾病高危人群中也是如此。事实上，有时候，人们发现某些药物会对健康产生不良影响，甚至会导致死亡。"

评估心血管风险的新方法

怀疑是一件好事，它会为你打开了一扇门（哪怕可能只有一条小缝那么宽），让你接触到其他理论。一旦你获取了更多的信息，你就可以开始为你的健康做出明智的决定。

按照肯德里克博士的观点，你应该质疑的第一件事就是当前的心血管健康评估方法——基本上全球每个医生办公室的成员都会采用的方法。"你正在与胆固醇检测对抗就是测量本身的力量，"他说道，"这就是我现在采用不同方式来进行测量的原因之一——这是一种能够揭示真正有效测量方法（可能可以揭露某些东西）的方式。我认为这非常重要。"

我们可以理解人们想去医生办公室了解自己可以改善的指标数值的这个诱惑，很多人都会被诱惑。不仅医生喜欢，他们的患者也喜欢。谁不喜欢可量化的变化？然而，如果这些数值没有任何意义呢？难道你不应该找到真正有意义的数值吗？这就是肯德里克博士现在使用一组不同检测方法的原因，这些检测方法可以全方位、准确地读取患者当前的健康状况和代谢状况，并向患者推荐对他们有用、有意义的建议。"我用这些工具来检测我的患者是否在燃烧脂肪和糖分，"肯德里克博士解释说，"这就是我们指引人们采用高脂饮食的原因。如果你的体内燃烧的是糖（我们可以通过一个机器来检测），那么你的体重就没办法减下来。如果你减少了碳水化合物的摄入量，并且增加了脂肪的摄入量，那么你的体重将出现大幅下降。我们现在正在寻找证据来向患者证明这一点。"

这是医生和患者都需要的那种"证据"。弗雷德·佩斯卡托雷博士赞同肯德里克博士的观点。他也不"怎么关心胆固醇水平，我们体内80%的胆固醇都是自己身体产生的，所以，既然我们的身体正在不断制造胆固醇，那么胆固醇就有它存在的理由，认为我们应该将胆固醇水平降到次优水平的想法真的很愚蠢"。

佩斯卡托雷博士认为，检查胆固醇的唯一好处是，它"可以成为体内正在发生的一些反应的标志物"。然而，担心胆固醇本身是心脏病的致病因素的想法真的很傻。"胆固醇并不会导致死亡，"他解释道，"胆固醇数值会随氧化应激水平上升而增加。如果你摆脱了氧化应激，那么你的胆固醇水平会自动下降。"

"胆固醇水平升高会导致动脉迅速被堵塞"这种毫无根据的担忧做何解释？"你血液中有胆固醇并不意味着你体内就会形成致死的斑块，"佩斯卡托雷博士指出，"这些胆固醇出现是为了帮助你治疗体内正在发生的任何伤害，不过，它们被冠上了坏名声。"

虽然佩斯卡托雷博士确实会应患者要求检测他们的胆固醇水平。"但我从来没有针对他们的胆固醇水平提供任何治疗。你应当了解的是自己整体的健康状况，而不是过分关注任何一个标志物，"佩斯卡托雷博士解释说，"你的身体指标并不仅有胆固醇数量这一项。涉及你的身体和心血管健康，你必须考虑到方方面面。"

专家解析

当人们决定使用胆固醇间接量化这些颗粒时，他们开始测量血液中胆固醇和各种成分——低密度脂蛋白胆固醇、高密度脂蛋白胆固醇、总胆固醇和极低密度脂蛋白胆固醇。不知道为什么，在这些成分中，胆固醇却被误解为心脏病的致病因素，但它实际上只是一个衡量标准而已，它只是这些颗粒的标尺。快进40年，我们现在只将胆固醇当作潜在心脏病风险的标尺，而不一定是心脏病的致病因素。

——威廉·戴维斯博士

在本书下一章中，我们将介绍基本胆固醇检测中相关指标的数值，并帮助你了解这些数值对你个人健康的意义。如果你的胆固醇水平超出了正常范围或所谓的健康范围，那么下一章的内容能解答你的一些疑惑。即便我已经设法让你相信胆固醇水平并不重要，但是如果你心中仍然存有疑虑，那么了解自己各项指标数值应控制在哪些范围内，以及如何使自己各项指标进入那些范围等问题的答案还是值得的。

埃里克·韦斯特曼的医生手记

在过去 10 ～ 15 年里，我们已经十分了解饮食对血液中的胆固醇的作用。如果某项建议是在这一期间之前提出并且至今都没变过，那么它肯定落伍了。研究最终完成之后，关于低碳水高脂肪饮食的大部分预测都落空了。

本章关键概念

> 这些年来，胆固醇科学已经发生变化，治疗方法却没有相应变化。

> 许多医疗专业人员开始怀疑胆固醇对心脏病的影响。

> 人们惊讶地发现，低密度脂蛋白胆固醇和总胆固醇的数值均无意义。

> 胆固醇检测只是一种诊断工具，医生不会治疗胆固醇。

> 胆固醇技术转变目前只发生在研究层面而非临床层面。

> 人们普遍相信心脏病胆固醇理论。

> 停止检测胆固醇，不必对胆固醇产生任何恐惧。

> 改变大家对胆固醇的负面看法非常困难。

> 目前已经有人开发出新的工具来帮助患者追踪他们的健康状况。

> 检测胆固醇的唯一价值在于帮助识别其他健康问题。

> 血液中存在胆固醇并不意味着胆固醇就会沉积在动脉壁上。

胆固醇基础检测结果意味着什么

专家解析

　　我认为不做高级检测反而更好。我们的标准胆固醇检测已经推出了 30 年，采用高级检测去获取标准胆固醇检测就能提供的信息，成本更高。

——杰弗里·格伯博士

　　希望你已经明白，胆固醇升高既不是一种疾病，也不一定是心脏病的致病因素（这个事实相信大家都已经很熟悉了）。不过，你可能仍然想知道胆固醇检测结果都告诉了我们哪些信息。它们是不是某些问题的标志？是的！是否存在一些我们可以争取进入的理想范围？是的！

　　大多数人可能都去医生那里测量胆固醇基本标志物的数值——总胆固醇水平、低密度脂蛋白胆固醇水平、高密度脂蛋白胆固醇水平、极低密度脂蛋白胆固醇水平和甘油三酯水平。我们将在本章中一一介绍这些标志物。我们还将告诉你被标记为红色或被标记为"高""低"或"超出范围"的数值意味着什么，以及主流医疗卫生机构会如何评价这样的数值。最后，我们将为你提供一个你应努力达到的最佳水平。这时候你的胆固醇相关标志物的数值就派上用场了。快拿出你的检测结果，了解一下你目前的身体状况吧！是时候拨开云雾，解开胆固醇谜团啦。

专家解析

标准脂质谱中的脂质浓度能够最准确地评估心血管风险。这个标志物比任何其他标志物都更为准确——毫无疑问。

——托马斯·代斯普林博士

总胆固醇水平

它是什么

简而言之，总胆固醇水平就是低密度脂蛋白胆固醇水平、高密度脂蛋白胆固醇水平和极低密度脂蛋白胆固醇水平的总和。诚实地说，这个标志物的数值其实并不能指示太多的健康状况。有人曾告诉我，知道自己的总胆固醇水平就类似于知道一场棒球比赛总分是 25 分一样。然而，仅仅知道总分却无法知道每位球员的表现如何，或者比赛激烈程度如何。这场比赛的双方势均力敌（双方比分为 13∶12），也可能实力差距悬殊，出现了 24∶1 这样的成绩。同样地，我们无法仅仅通过总胆固醇水平这样的标志物来了解我们真正的健康状况。

主流健康专家认为的理想范围是什么

理想范围：低于 200 毫克 / 分升。

临界值范围：200 ～ 239 毫克 / 分升。

高胆固醇水平：240 毫克 / 分升以上。

数据来源：MayoClinic.com。

对健康有益的最佳范围是多少

传统观点认为，总胆固醇水平应保持在 200 毫克 / 分升以下，但这个标准完全是随意定下的，并没有科学依据。这个标志物也无法可靠地确定我们的心脏处于风险当中。因此，我们完全没必要尝试去降低总胆固醇水平。相比总胆固醇水平的数值，构成这个值的各个指标的数值才更重要。

基于传统文化中正常胆固醇水平，但不将其与心脏病挂钩的新思潮提出了下列标准：女性正常的总胆固醇水平应在 250 毫克 / 分升或以下，而男性正常的总胆固醇水平应在 220 毫克 / 分升或以下。一旦超过了这个临界点，我们不一定要立即进行药物治疗，而是应该研究一下影响我们整体健康状况的其他因素。

你能自然地降低总胆固醇水平吗

总胆固醇水平对于心血管健康并没有任何实际意义，因此，降低总胆固醇水平的尝试其实是在做无用功。正如我们在前文中的讨论，我们的身体中存在胆固醇是有原因的，通过改变营养摄入或服用处方药的方式来操控胆固醇水平对身体造成的害处，相比其给身体带来的益处会更大。与其担心自己的总胆固醇水平，还不如和你的医生谈谈可能会导致总胆固醇水平升高的根本原因，包括本文第 14 章和第 15 章中讨论的可能因素。

低密度脂蛋白胆固醇水平

专家解析

低密度脂蛋白胆固醇对你的免疫力非常重要。如果你体内的低密度脂蛋白胆固醇水平太低，那么你的身体可能无法对感染产生适当的免疫反应。如果你体内的低密度脂蛋白胆固醇水平太高，那么你的身体可能会对感染产生过于活跃的免疫反应，这可能会导致你的身体出现各种各样的问题，例如过于强烈的炎症反应。

——保罗·杰米内

它是什么

低密度脂蛋白的缩写是"LDL"，它会使脂肪分子通过血液传输，通常被称为"坏"胆固醇。虽然许多医生都将低密度脂蛋白胆固醇当成一个指标，但其实它可以分为两大类指标：大而蓬松的 A 型低密度脂蛋白和小而密的 B 型低密度脂蛋白胆固醇。我们将在下一章更详细地讨论这些概念。

基础胆固醇检测结果中的低密度脂蛋白胆固醇水平是采用弗里德瓦尔德公式（即，低密度脂蛋白胆固醇水平 = 总胆固醇水平 – 高密度脂蛋白胆固醇水平 – 甘油三酯水平 /5）估算出来的数值。你可能并不想了解这些信息，但请随我理解一下这些知识，这很重要。弗里德瓦尔德公式有一个已知误差，这个误差使得计算出来的低密度脂蛋白胆固醇水平的数值变得极不可靠。那为什么还要用这个公式呢？因为这个公式比直接测量低密度脂蛋白胆固醇水平要便宜得多。然而，再次强调，它计算得出的结果存在明显的缺陷，几乎毫无意义。

按照主流健康专家的观点，低密度脂蛋白胆固醇水平的理想范围如下所示。

心脏病风险极高危人群：低于 70 毫克 / 分升。

心脏病风险高危人群：低于 100 毫克 / 分升。

接近理想值：100 ～ 129 毫克 / 分升。

心脏病风险高危临界值：130 ～ 159 毫克 / 分升。

高水平：160 ～ 189 毫克 / 分升。

超高水平：190 毫克 / 分升以上。

数据来源：MayoClinic.com。

对健康有益的最佳范围是多少

主流医学专家建议"心脏病风险极高危人群"将其低密度脂蛋白胆固醇水平控制在 100 毫克 / 分升以下，甚至低于 70 毫克 / 分升。不过，我必须再问一下为什么，尤其在 50% 的心脏病发作患者的低密度脂蛋白胆固醇水平都在"正常"水平范围内的情况下。如果低密度脂蛋白胆固醇水平确实是心脏健康的标志物，那么通过任何必要手段将其降到上述水平之下确实有其意义。然而，事实并非如此。

此外，正如我们已经讨论过的，低密度脂蛋白胆固醇水平并不仅仅是一个指标。例如，我们并不能从"低密度脂蛋白胆固醇水平为 100 毫克 / 分升"看出太多的关于低密度脂蛋白胆固醇颗粒的信息。低密度脂蛋白胆固醇颗粒的大小和数量都至关重要。保罗·杰米内博士认为，低密度脂蛋白胆固醇的理想水平为 130 毫克 / 分升——略高于主流医学界所说的健康水平。一般来说，我们体内的低密度脂蛋白胆固醇水平不要太低，也不要太高。后者会导致炎症增加，具体表现在 C 反应蛋白水平之上（这个重要的健康标志物将在本书下一章讨论）。所以我们的低密度脂蛋白胆固醇水平很像总胆固醇水平：作为一个单一的标志物，它不太能反映健康状况。

你能自然地降低低密度脂蛋白胆固醇水平吗

与总胆固醇水平一样，低密度脂蛋白胆固醇水平计算出来的结果有缺陷，几乎毫无意义，所以我们不用操心怎么去降低低密度脂蛋白胆固醇水平。

高密度脂蛋白胆固醇水平

它是什么

高密度脂蛋白（HDL）颗粒是最小的脂蛋白颗粒。它可以通过血液输送甘油三酯。健康人群体内血液中 30% 的脂肪均由高密度脂蛋白胆固醇颗粒输送。它还可以将低密度脂蛋白胆固醇颗粒输送到肝脏中，以此来利用和分泌体内的低密度脂蛋白胆固醇颗粒。实质上，高密度脂蛋白胆固醇颗粒还扮演着内皮清洁剂、血管内衬的角色。内皮受损可能会导致动脉粥样硬化，进而引起心脏病发作或中风。这就是高密度脂蛋白胆固醇通常被称为"好"胆固醇的原因。因此，高密度脂蛋白胆固醇水平上升可以预防心血管疾病，而高密度脂蛋白胆固醇水平下降往往会增加患心脏病的风险。男性的高密度脂蛋白胆固醇水平往往低于女性的高密度脂蛋白胆固醇水平。

主流健康专家认为的理想范围是什么

差：低于 40 毫克 / 分升（男性）或低于 50 毫克 / 分升（女性）。

良：40 ～ 49 毫克 / 分升（男性）或 50 ～ 59 毫克 / 分升（女性）。

优：60 毫克 / 分升以上。

数据来源：MayoClinic.com。

对健康有益的最佳范围是多少

高密度脂蛋白胆固醇水平几乎被主流医学界忽视，他们只关注低密度脂蛋白水平和总胆固醇水平。然而，高密度脂蛋白胆固醇水平（和甘油三酯水平）可以说是心脏病风险的最佳预测指标。要使你的心血管达到最健康的状态，你的高密度脂蛋白胆固醇水平应在 70 毫克 / 分升或以上，略高于主流专家推荐的水平。低于 50 毫克 / 分升的高密度脂蛋白胆固醇水平应该引起关注。

你能自然地提高高密度脂蛋白水平吗

如果你喜欢动物脂肪，但已经为了减少碳水化合物的摄入量而减少了动物脂肪的摄入，那么请记住，提高你的高密度脂蛋白胆固醇水平的最佳方式之一就是摄入更多的膳食脂肪，包括健康的饱和脂肪，例如椰子油、黄油、奶油、全肥肉、乳制品以及鳄梨和橄榄油等单不饱和脂肪。听起来好得令人难以置信，对吧？然而，高脂饮食可以为身体提供制造高密度脂蛋白胆固醇所需的原料。此外，经常锻炼，少喝酒以及（如果你准备参加）定期、间歇性地禁食 16 小时都可以使体内产生高密度脂蛋白胆固醇颗粒。

极低密度脂蛋白胆固醇水平

专家解析

当你减少了碳水化合物的摄入量时，极低密度脂蛋白胆固醇水平就成了一个重要的数字，它向患者展示了其身体的改善情况。

——马尔科姆·肯德里克博士

专家解析

脂质学家们了解血糖控制、胆固醇和心脏病之间的关系，或至少他们应该了解它们之间的关系。当某一人体内的碳水化合物过剩时，我在其实验室胆固醇量表上看到的第一个迹象就是极低密度脂蛋白胆固醇 -3 过高。而第二个迹象是：其体内的甘油三酯水平会随着时间的推移迅速上升。我看到很多患有胰岛素抵抗的患者的甘油三酯水平都很"正常"，在 150 毫克 / 分升左右，但他们的极低密度脂蛋白胆固醇 -3 的水平很高。所以，当这类患者告诉我说他们正在遵循低碳水饮食时，我知道他们并不是因为想要降低极低密度脂蛋白胆固醇 -3 水平而遵循此种饮食方式。

——洛基·帕特尔博士

它是什么

VLDL 是"极低密度脂蛋白"的首字母缩写。它们在肝脏中生成，并会将血液中的甘油三酯和其他脂肪携带到全身。极低密度脂蛋白胆固醇通常被认为是坏胆固醇，因为极低密度脂蛋白胆固醇的水平越高，表明血液中甘油三酯的浓度越大。极低密度脂蛋白胆固醇水平的通用计算方式是，甘油三酯水平除以 5。

按照主流健康专家的观点，极低密度脂蛋白胆固醇水平的理想范围如下所示。

　　正常：2 ～ 30 毫克 / 分升。

　　数据来源：美国国立卫生研究院。

对健康有益的最佳范围是多少

极低密度脂蛋白胆固醇水平的推荐"正常"范围太过宽泛，毫无意义。2 毫克 / 分升和 30 毫克 / 分升的极低密度脂蛋白胆固醇水平之间的差异很大。一般来说，极低密度脂蛋白胆固醇水平越低，心脏就越健康。我们的目标是要将极低密度脂蛋白胆固醇水平控制在 10 ～ 14 毫克 / 分升。

你能自然地降低极低密度脂蛋白胆固醇水平吗

对于将极低密度脂蛋白胆固醇水平控制在最优范围而言，预防或降低胰岛素抵抗起着至关重要的作用。起效最快的方法是，消除或大幅减少碳水化合物的摄入量，尤其是精制碳水化合物，例如白面包、米饭、意大利面、垃圾食品、糖、小麦、土豆、糙米和淀粉类蔬菜。

甘油三酯水平

专家解析

甘油三酯水平或极低密度脂蛋白胆固醇水平升高的原因是，人体无法适当地处理糖和脂肪。一旦某人产生了胰岛素抵抗，其健康就会出现各种各样的问题。在英国被称为"亚洲印度人"的人通常都不胖，其低密度脂蛋白胆固醇水平也较低，但他们有的正朝着向心性肥胖发展，有的患上胰岛素抵抗，并且年纪轻轻就去世了。

——马尔科姆·肯德里克博士

它们是什么

甘油三酯是由三种脂肪酸组成的脂肪。它们非常重要的一项职责是将脂肪和血糖（我们身体所需能量的来源）从肝脏中转移出来。它们的水平升高时，我们患心脏病的风险就会增加。事实上，甘油三酯水平与高密度脂蛋白胆固醇水平成反比：甘油三酯水平越高，高密度脂蛋白胆固醇水平就会越低。我们血液中甘油三酯的水平越高，我们患动脉粥样硬化的可能性就越大。

按照主流健康专家的观点，甘油三酯水平的理想范围如下所示。

理想范围：低于 150 毫克 / 分升。

高水平的临界值：150 ～ 199 毫克 / 分升。

高水平：200 ～ 499 毫克 / 分升。

超高水平：500 毫克 / 分升以上。

数据来源：MayoClinic.com。

对健康有益的最佳范围是多少

现实与传统观念大相径庭：主流健康专家推荐的"理想"范围高得离谱。我们的甘油三酯水平不仅仅要控制在 150 毫克 / 分升以下，而且要控制在 100 毫克 / 分升以下。事实上，我们认为甘油三酯水平最健康的范围是 70 毫克 / 分升。

你能自然地降低甘油三酯水平吗

也许你觉得我像坏掉的唱片一样，一直重复播放同一刻槽的声音，但是很抱歉，我无法克制地想要再次播放"这首曲子"：请减少碳水化合物的摄入量，让你的甘油三酯水平飞速下降！我的妻子克里斯汀就是这方面的完美典范。2008 年，她的甘油三酯水平冲到了 300 毫克 / 分升，后来她采用了低碳水饮食法，同时服用鱼肝油补充剂，并在短短 6 周的时间内，将其甘油三酯水平降到了 130 毫克 / 分升。令人惊讶的是，当她戒掉了巧克力（M&Ms）和彩虹糖（Skittles）之后，她的甘油三酯水平竟然下降到了 43 毫克 / 分升。

专家解析

随着甘油三酯水平的上升，高密度脂蛋白胆固醇水平会下降，而极低密度脂蛋白胆固醇水平也会上升。

——洛基·帕特尔博士

在本书下一章中，我们将介绍一些更高级的胆固醇检测。有些人认为他们并不需要做这些高级的检测，但我发现，这些检测对于那些关心自己健康的人确实有帮助。这些检测能够可靠地反映人体的心血管健康状况和整体健康状况。

专家解析

可预测小而密的低密度脂蛋白胆固醇水平的甘油三酯水平应远低于所谓的正常范围。甘油三酯水平最好低于平均水平，而不是高于平均水平，并且它最好比平均水平低 25% 以上，而不是高 25% 以上。这是一个连续体：甘油三酯水平越低，患病风险就越小。没有人曾探索健康的甘油三酯水平到底是多少，这可是关于心脏病相对风险的问题。然而，某些人正在推动心脏病的绝对风险研究。

——肯·斯卡瑞斯博士

埃里克·韦斯特曼的医生手记

在极少数情况下，血液中的胆固醇或甘油三酯会在皮肤或组织中积聚。这种积聚可能代表罕见的家族性疾病，可导致早期心脏病，但通过治疗可以降低这种风险。如果你出现了这些脂肪堆积的情况，那么请务必检查你血液中的胆固醇水平。

本章关键概念

> 大多数医生都使用基础的胆固醇量表，检查下列几个指标：总胆固醇、低密度脂蛋白胆固醇、高密度脂蛋白胆固醇、极低密度脂蛋白胆固醇和甘油三酯。

> 总胆固醇水平几乎是毫无意义的，因为它无法揭露胆固醇的伪装。

> 低密度脂蛋白胆固醇水平也几乎是毫无意义的，它的颗粒情况才重要。

> 高密度脂蛋白胆固醇水平和甘油三酯水平是检测结果中最重要的两个数值。

> 极低密度脂蛋白胆固醇水平能够很好地体现甘油三酯水平，应使它尽可能低。

> 采用高脂、低碳水的饮食结构会显著改善人体的高密度脂蛋白胆固醇水平和甘油三酯水平。

第 20 章

CHAPTER20

你应该关注的 8 个高级健康标志物

专家解析

开明的脂质学家更关注低密度脂蛋白胆固醇颗粒、载脂蛋白 B 和更加超前的脂蛋白胆固醇测量技术。不过,权威机构却认为 21 世纪的科学用来研究胆固醇太过复杂、令人困惑。问题在于,这些新信息已被封锁,普通大众和那些正在编制最新的胆固醇指南的人们都接触不到。

——盖里·陶比斯

我们已在前文谈到可以提供各种高级胆固醇检测的公司。现在,我们将探索这些公司所提供的更加精密的测量。如果你或你的医生对你的基础胆固醇检测结果感到担忧,那么你可以考虑进行这些检测。你可以让医生帮你进行任何一种检测,也可以登录本书第 9 章所述的医学检测网站购买相应的检测服务。

载脂蛋白 B（ApoB）

专家解析

　　所有证据表明，当某个人的载脂蛋白 B 水平高时，其有患动脉粥样硬化的风险。当然，也有例外，但是你怎么知道你就是那个例外呢？如果你想对自己的载脂蛋白 B 水平放心，那么你至少需要做一个常规计算机断层心脏钙化扫描，测得自己的分数。男性的分数应低于 50，女性的分数应低于 60。你也可以测量自己的颈动脉内中膜厚度。如果测得的结果正常，那么你患动脉粥样硬化的风险可能不大。

——托马斯·代斯普林博士

　　载脂蛋白 B 的作用是将低密度脂蛋白胆固醇颗粒输送到组织中。载脂蛋白 B 检测仅有 10 年的历史，但它价格便宜，世界各地都能很方便地进行检测。更高水平的载脂蛋白 B 是心脏病风险的标志物，但由于载脂蛋白 B 的检测技术出现得较晚，没有足够的数据使载脂蛋白 B 水平像胆固醇水平一样普遍应用。不过，这并不能阻止丹佛的一位全科医生杰弗里·格伯用其来衡量风险。"我喜欢载脂蛋白 B 检测。我们人体内有两辆'校车'会输送胆固醇。其中一辆坏的'校车'是载脂蛋白 B。载脂蛋白 B 输送胆固醇时很不细心，它会将乳糜微粒、中密度脂蛋白胆固醇、极低密度脂蛋白胆固醇、低密度脂蛋白胆固醇和脂蛋白 a 等'乘客'通通打包带走。这些'乘客'都是构成载脂蛋白 B 水平的数值的坏颗粒。我喜欢专注于研究载脂蛋白 B，因为它确实反映了所有据说对人体有害的脂蛋白胆固醇颗粒。载脂蛋白 B 可以更准确地反映不健康的颗粒水平。"

低密度脂蛋白胆固醇颗粒

专家解析

当然，目前某些脂蛋白胆固醇颗粒的数量能够比标准胆固醇检测更好地表明某个人是否患有动脉粥样硬化。

——托马斯·代斯普林博士

我冒昧地猜测，本书的大多数读者之前都没听说过低密度脂蛋白胆固醇颗粒。过去，大多数胆固醇检测都将低密度脂蛋白胆固醇当作低密度脂蛋白。现在，我们有更精密的方式来测量低密度脂蛋白胆固醇——这种方式会实际地考虑人体血液中低密度脂蛋白胆固醇颗粒的数量和大小。（低密度脂蛋白胆固醇颗粒中的"颗粒"（P）代表的是它包含的所有颗粒。）即便是迈哈迈特·奥兹（Mehmet Oz）博士，热门健康类电视节目《奥兹医生秀》的主持人，都强调了颗粒大小检测在确定心脏健康方面的重要性。

低密度脂蛋白胆固醇颗粒的最佳检测方法是，美国丽波科学国际有限公司（位于北卡罗来纳州罗利）的核磁共振脂质图谱检测法。"核磁共振"可缩写为 NMR，核磁共振脂质图谱检测法采用这种最先进的技术来确定人体内低密度脂蛋白颗粒的性质，即占大多数的是大而蓬松的 A 型低密度脂蛋白胆固醇颗粒（"好"低密度脂蛋白颗粒），还是小而密的 B 型低密度脂蛋白胆固醇颗粒（"坏"低密度脂蛋白颗粒），这是最佳的商用实验室检测方法。低密度脂蛋白颗粒的数量与心脏健康的相关程度，远超过低密度脂蛋白胆固醇水平与心脏健康的相关程度。

脂质学家至今仍在争论：低密度脂蛋白胆固醇颗粒的总数量最重要还是低密度脂蛋白胆固醇颗粒的大小最重要。（我们将在研究下一个标志物时，进一步研究低密度脂蛋白胆固醇颗粒的大小问题。）核磁共振技术在医疗实践中的普遍应用还不算久，不过，丽波公司目前建议低密度脂蛋白胆固醇颗粒的最佳水平应为 1 000 纳摩尔／升以下。正如我们在本书第 14 章中所讨论的那样，采用低碳水化合物和高脂肪饮食法的人群的低密度脂蛋白胆固醇颗粒水平通常要比其他人群的低密度脂蛋白胆固醇颗粒水平低得多，目前尚无相关证据表明这意味着什么。

专家解析

我是中间派。在低密度脂蛋白胆固醇颗粒和低密度脂蛋白胆固醇大小的辩论上，我持中立的态度。当然，我们都知道小的低密度脂蛋白胆固醇颗粒明显更容易导致动脉粥样硬化，但这可能不是它的全貌。然而，升高的小的低密度脂蛋白胆固醇颗粒可能是胰岛素抵抗的替代指标。然而，如果你不想患胰岛素抵抗或炎症，那么你必须考虑周全。

——洛基·帕特尔博士

小的低密度脂蛋白胆固醇颗粒

专家解析

小的低密度脂蛋白胆固醇颗粒是一种标志物，任何采用低碳水化合物饮食方式的患者都必须改善这个标志物。改善小的低密度脂蛋白胆固醇颗粒能够带来三重惊喜——甘油三酯水平下降、高密度脂蛋白胆固醇水平上升以及低密度脂蛋白胆固醇颗粒的粒径变大。

——杰弗里·格伯博士

当你做完核磁共振脂质图谱检测后，检测结果报告会单独列出小的低密度脂蛋白胆固醇颗粒的数量，这是 B 型低密度脂蛋白颗粒的数量——这些都是密集的低密度脂蛋白胆固醇颗粒，对人体真的有害，你肯定不惜一切代价想要避免有这种颗粒。心脏病专家威廉·戴维斯博士将小的低密度脂蛋白胆固醇颗粒描述为"绝对是心脏病的罪魁祸首"。

"我认为你的低密度脂蛋白胆固醇颗粒和小的低密度脂蛋白胆固醇颗粒的数量都很重要，但我觉得小的低密度脂蛋白胆固醇颗粒更重要，"戴维斯博士告诉我，"我们目前没有一个长期的与治疗方法相比较的成效研究，所以，降低小的低密度脂蛋白胆固醇颗粒水平的最佳方法也就不得而知。还没有这样的长期研究的原因是，目前还没有药物可以降低小的低密度脂蛋白胆固醇颗粒水平，而且也没有人愿意支付可能要 3 000 万美元的资金来完成这项研究。这通常是此类研究由制药公司执行的原因。"

研究中的大缺口未能阻止像戴维斯博士这样的医疗专业人士采取基础营养方面的措施，来帮助他们的患者降低其小的低密度脂蛋白胆固醇颗粒水平。"降低小的低密度脂蛋白胆固醇颗粒水平所要做的一些事情很简单，它暗示了大部分冠心病的根本原因，"戴维斯博士说，"我们只需要不食用任何小麦制品，并限制饮食中的碳水化合物。这些食物会触发小的低密度脂蛋白胆固醇颗粒的形成，而这种颗粒的形成也是冠心病患者和心血管疾病风险人群最明显和异常的特征。"

一旦小的低密度脂蛋白胆固醇颗粒在体内形成，就会变得更难摆脱。"与大的颗粒相比，它们的寿命更长，"戴维斯博士继续说道，"换言之，如果我吃了一些脂肪含量高的食物，使我的大的低密度脂蛋白胆固醇颗粒水平上升了，那么大约 24 小时后它就会下降。不过，如果我吃了含有大量碳水化合物的食物（例如面包），那么这些食物会触发小的低密度脂蛋白胆固醇颗粒的形成，而这些颗粒会在体内逗留至少一周，甚至数周。

小的低密度脂蛋白胆固醇颗粒易于进入所谓的糖化过程，这会使这些颗粒比大的低密度脂蛋白胆固醇颗粒更黏——这也是戴维斯博士认为这些更小、更密的颗粒"极其长寿且棘手"的一大原因。虽然人体肝脏很难识别小的低密度脂蛋白胆固醇颗粒，但是炎性白细胞（例如斑块中的肥大细胞和巨噬细胞）却能很好地识别这种颗粒。这就是小的低密度脂蛋白胆固醇颗粒更有可能触发一系列炎症的原因。这种颗粒"脸上戴着一个面具，鞋子上覆盖着泥浆，脸上还露出了狡猾的表情”，它像是心脏病的致病因素。我们只是缺少相关的成效研究。

　　虽然目前仍有针对小的低密度脂蛋白胆固醇颗粒问题的重要研究，但戴维斯博士建议人们自学，他说："我应该提醒人们，他们的医生可能会对他们说，不用担心小的低密度脂蛋白胆固醇颗粒（如果他们碰巧知道这种东西），如果他们的高密度脂蛋白胆固醇水平超过了 40 毫克 / 分升。我不知道这样的医生为什么会有这样的观念。这完全是胡说八道！"

　　一般而言，正如我们在本书前一章所讨论的那样，高密度脂蛋白胆固醇水平较高以及甘油三酯水平较低，往往会导致小的低密度脂蛋白胆固醇颗粒的水平下降。

专家解析

　　小而密的低密度脂蛋白胆固醇颗粒的概念从假设到被证实仅仅花了 5 ～ 10 年的时间，我们在肥胖方面的研究取得了巨大的进步。肥胖和高甘油三酯的患病率也在增长。这会让人们意识到这些研究不仅对某些患者重要，甚至对那些最常见的脂质异常（我们现在认为这是甘油三酯水平升高造成的）的患者也很重要。

　　　　　　　　　　　　　　　　　　　　　　　——肯·斯卡瑞斯博士

　　正如我在前文提到的，关于低密度脂蛋白胆固醇颗粒及其重要性（尤其是颗粒总数量和颗粒大小之间谁更重要）等问题，仍然存在相当大的争议。迄今为止研究似乎支持低密度脂蛋白胆固醇颗粒的总数量更重要，但罗纳德·克劳斯博士，一名备受尊崇的胆固醇研究人员及本书的特邀专家，对戴维斯博士的下列观点表示了支持：小的低密度脂蛋白胆固醇颗粒水平似乎更能预测心脏病。克劳斯博士解释说："尚有缺陷的统计分析得出了这样的结论，即大的低密度脂蛋白胆固醇颗粒导致动脉粥样硬化的可能性与小的低密度脂蛋白胆固醇颗粒的可能性一样。我不相信这样的结论。有很多证据证明这个结论是错的。"

他指出，与体内大多数低密度脂蛋白胆固醇颗粒都是大颗粒的人群相比，体内含有大量非常小的低密度脂蛋白胆固醇颗粒的患者具有"不同的病态"。"当我观察体内含有大量非常小的低密度脂蛋白胆固醇颗粒的患者时，我发现他们的低密度脂蛋白胆固醇水平可能完全正常，但他们的低密度脂蛋白胆固醇颗粒的浓度通常比较高。

克劳斯博士再次认为碳水化合物是这一状况的罪魁祸首。"碳水化合物会驱使肝脏脂肪和内脏脂肪的产生，"他说道，"而且我们认为肝脏脂肪（不幸的是，很多代谢综合征患者的肝脏脂肪都很高）会刺激极低密度胆固醇脂蛋白的产生，这不仅会引起这些小和非常小的低密度胆固醇脂蛋白的数量上升，还会导致高密度胆固醇脂蛋白的数量下降。这会进一步导致三重负面效应：甘油三酯水平上升、小的低密度脂蛋白胆固醇水平上升以及高密度脂蛋白胆固醇水平下降。"

当个人因摄入以碳水化合物为主的食物而导致甘油三酯水平上升时，其高密度脂蛋白胆固醇水平会下降，极低密度脂蛋白胆固醇水平上升，小的低密度脂蛋白胆固醇颗粒会过剩。这是一个恶性循环，使我们直通真正的心脏危机。

克劳斯博士的胆固醇研究同事之一，帕蒂·西瑞塔里诺博士，对此表示赞同。"你会经常从拥有小的低密度脂蛋白胆固醇颗粒的人群中看到其他代谢异常，包括甘油三酯水平上升和高密度脂蛋白胆固醇水平下降，"西瑞塔里诺博士说道，"这是有规律的。这与特殊的代谢途径有关。我们认为引起这种代谢途径的部分原因是高碳水化合物、胰岛素抵抗和肥胖。"

专家解析

低密度脂蛋白胆固醇颗粒的大小很重要，因为脂蛋白受大量脂肪的保护，所以大而蓬松的颗粒很难氧化。由于脂肪非常轻，脂肪含量高的低密度脂蛋白胆固醇颗粒就会在体内悬浮。相比之下，蛋白质比血液更稠密，因而不含脂肪的低密度脂蛋白颗粒被称为小而密的低密度脂蛋白胆固醇颗粒（简称"小的低密度脂蛋白胆固醇颗粒"）。这种颗粒往往会下沉，更重要的是，蛋白质会因此暴露，并被迅速氧化。体内含有大量小而密的低密度脂蛋白胆固醇颗粒的个人的免疫系统会变得非常敏感，令人提心吊胆。这样的免疫系统会带来非常强烈的免疫反应。然而，如果个人拥有大量的脂肪含量高、蓬松的低密度脂蛋白胆固醇颗粒，那么其免疫反应会相对小一些。

——保罗·杰米内

丽波公司建议，人体内小的低密度脂蛋白胆固醇颗粒的水平应低于 600 纳摩尔 / 升。这个目标当然很理想，但如果你的低密度脂蛋白胆固醇颗粒的总水平才 1 000 纳摩尔 / 升，那么这个目标就不太理想了，因为这意味着，你体内超过一半的低密度脂蛋白胆固醇颗粒都是坏的！小的低密度脂蛋白胆固醇颗粒的水平应为低密度脂蛋白胆固醇颗粒总水平的 20% 或更少，最好在 200 纳摩尔 / 升以下。

简而言之，为了尽量减少或预防对动脉壁的伤害，你应尽量降低自己体内小而密的低密度脂蛋白胆固醇颗粒的水平。实现这一目标的最佳方法是减少碳水化合物的摄入量，增加饱和脂肪和胆固醇的摄入量，锻炼和减肥。这听起来是不是有些耳熟？

非高密度脂蛋白胆固醇

专家解析

为什么总胆固醇与高密度脂蛋白胆固醇的比例对心血管健康具有预测价值？我的工作假设是：这个比例可用作低密度脂蛋白胆固醇颗粒在血液中时的标志物。有大量证据表明，如果低密度脂蛋白胆固醇的代谢被阻断，那么它就会在血液中停留更长的时间，从而增加它被氧化的可能性。一旦低密度脂蛋白胆固醇被氧化或损坏，那么它就会对我们的身体造成伤害。另外一个问题是，当总胆固醇与高密度脂蛋白胆固醇的比例不正常时，它可能是这种代谢替代品的一个指示物。如果存在这种代谢替代品，那么它必须被修复。所以重点不在于降低总胆固醇水平，而在于提升高密度脂蛋白胆固醇水平、恢复脂质的新陈代谢，让身体恢复正常。

——克里斯·马斯特约翰博士

你可能已经在你的标准胆固醇检测报告中看到有非高密度脂蛋白胆固醇这一项指标，我猜你不知道它代表什么。其实这个指标很重要，因为不同于总胆固醇水平或低密度脂蛋白胆固醇水平，这个指标考虑的是极低密度脂蛋白胆固醇水平，正因如此，洛基·帕特尔认为它非常有价值，他说："标准胆固醇量表都会提供非高密度脂蛋白胆固醇水平的数值，所以，我们不用额外花钱去检测这一项。它的数值等于总胆固醇水平减去高密度脂蛋白胆固醇水平。目前大多数实验室的检测报告中都会提供非高密度脂蛋白胆固醇水平的数值。你会发现，非高密度脂蛋白胆固醇水平与健康问题的相关性远强于低密度脂蛋白胆固醇水平与人体健康的相关性。"

帕特尔博士告诉我，非高密度脂蛋白胆固醇水平是载脂蛋白 B 和低密度脂蛋白胆固醇颗粒的优良替代标志物，尤其对无法承担载脂蛋白 B 和低密度脂蛋白胆固醇颗粒昂贵的检测费用的人群而言。"如果你想检测所有项目，那也可以，"他说道，"不过，我觉得你不一定要检测那么多项目。如果你的非高密度脂蛋白胆固醇水平很高，那么这意味着你的身体中存在太多的脂蛋白，你应当开始做一些改变。"

帕特尔博士认为《成人治疗专家小组指南（第 4 版）》应将非高密度脂蛋白胆固醇水平考虑在内，甚至应将其排在低密度脂蛋白胆固醇水平前面，因为其"不仅仅是低密度脂蛋白胆固醇浓度的替代标志物，还是脂蛋白胆固醇水平的替代标志物"。

克劳斯博士也喜欢关注非高密度脂蛋白胆固醇水平，因为它可以评估脂质相关风险，并且检测过程简单。"这符合所有现行指南，并非常有助于评估一般人群患心脏病的风险，"克劳斯博士说道，"非高密度脂蛋白胆固醇营销失败的部分原因在于，它的名字很奇怪。它首次出现是在《成人治疗专家小组指南（第 3 版）》中，但它的名字让人疑惑，也就没有人去关注它。我建议称它为'致动脉粥样硬化的胆固醇'。它的名字最好能够明确体现出它的坏处。"

非高密度脂蛋白胆固醇的理想水平尚待确定。按照传统的说法，非高密度脂蛋白胆固醇的理想水平 = 根据你个人健康状况设定的理想低密度脂蛋白水平 +30 毫克 / 分升（因为极低密度脂蛋白水平 = 甘油三酯 /5，而甘油三酯的理想水平是 150 毫克 / 分升）。然而，正如克劳斯博士所指出的那样，"非高密度脂蛋白胆固醇水平的具体临界点的设定并没有真正的依据。"

脂蛋白 a

脂蛋白 a 是又一种你之前可能没怎么见过或听过的心脏健康标志物。不过，人们已经确定脂蛋白 a（通常缩写为 Lpa）是冠状动脉疾病和中风的关键遗传风险因素。它由类似低密度脂蛋白胆固醇的颗粒组成，且主要取决于你从你父母那里遗传下来的基因。因为脂蛋白 a 具有遗传性，所以人们普遍认为环境因素对它无可奈何，许多医生都忽略了它。不过，你很快就会发现这些观点都太过短视。

脂蛋白 a 还有很多秘密等待发掘，不过我们都知道脂蛋白 a 较低的人群会比脂蛋白 a 较高的人群更健康。脂蛋白 a 的健康范围太宽泛——5 ～ 40 毫克 / 分升。这是因为脂蛋白 a 的测量方法有很多，没有标准的检测方法可以给出统一、相关的参考范围。

专家解析

大约 25% 人群的脂蛋白 a 水平可能会使他们患心脏病的风险更高，可见，它并不罕见。

——罗纳德·克劳斯博士

脂蛋白 a 被发掘得太晚，有好几种计算方式，所以，要定一个最理想的脂蛋白 a 水平实在太困难。鉴于它似乎并没有任何良好的生理功能，按照常识只要尽可能地保持低脂蛋白 a 水平就好了。然而，脂蛋白 a 的故事要复杂得多。

专家解析

脂蛋白 a 是一种凝血剂，其本质上是一种血栓。因此，当你发现动脉壁内部卡着一些颗粒时，这些颗粒实际上并不是低密度脂蛋白胆固醇颗粒，而是脂蛋白 a 颗粒。不过，大家都拒绝承认它们是脂蛋白 a 颗粒。

——马尔科姆·肯德里克博士

威廉·戴维斯博士花费了数年的时间对脂蛋白 a 进行了广泛研究。他相当敏锐地观察了对高水平的脂蛋白 a 具有强烈遗传倾向的人群。

"你知道我怎么称呼脂蛋白 a 水平高的人群吗？"他说，"我称他们为完美的食肉动物。在当代世界中，脂蛋白 a 是一种极其危险的心血管风险因素。某人在 42 岁时心脏病发作，他的父亲在 47 时心脏病发作或做了心脏搭桥手术，他家族中的一名女性成员在 52 岁时心脏病发作。这样的家庭通常被称作具有脂蛋白 a 家族病史的家庭。不过，凭着我丰富的与脂蛋白 a 水平高的人群打交道的经验，我来告诉你我的真实想法。如果你将 100 名脂蛋白 a 水平高的人召集在一起，然后观察他们，那么你就会发现几件奇怪的事情。他们都非常健壮，他们中 80% 的人都是铁人三项运动员、马拉松运动员或长跑运动员。听起来更疯狂的是，这些人都非常擅长数学。我曾认识过这么一个脂蛋白 a 水平高的小伙子。他将他过去 10 年里检测出来的胆固醇的数值、血糖、血压等健康数据都列在一张 Excel 表中，并绘制了相应的图表，然后走进了我的办公室。我知道这些人的脂蛋白 a 水平都很高，他们非常有数学天赋，他们很聪明。

"他们对脱水和饥饿的耐受性也更高。此外，他们对热带感染具有更高的免疫力。换言之，他们是'节俭基因'这个概念的终极范例，因为他们都很好地生存了下来。他们就像野外那些能够以智取胜的铁血战士或其他人类，能够连续 5 个小时不吃不喝地去追逐、击杀猎物。"

"正如我所描述的那样，他们是完美的食肉动物。在几百万年前，脂蛋白 a 仅作为罕见的突变出现在灵长类动物身体中，如今，它占据人体 11% 的部分。换言之，它在成长。坏基因不会成长，但好的基因会。"

"太奇妙了！"戴维斯博士说，"在古代，高脂蛋白 a 被当作大自然的馈赠，能够给人们带来巨大的生存优势。"既然脂蛋白 a 是我们以狩猎为生的祖先在最恶劣的环境中赖以生存的大自然的馈赠，那么为什么它在现代却成了如此危险的心脏病风险因素？

"我再次得出了同样的结论，即我们缺乏脂肪，并过度暴露于谷物和糖，"戴维斯博士解释说，"当脂蛋白 a 水平高的个人（比其他人高）开始减少脂肪摄入量，并摄入更多的全谷类食物和糖时，他们将会出现代谢紊乱症状，包括小的低密度脂蛋白胆固醇颗粒水平暴涨、高甘油三酯水平和高血糖水平，这些都足以使其患上糖尿病。我在前面说的这个人其实是一名身高 6 英尺 4 英寸、体重 140 磅、体脂率只有 9% 的小伙子，他每天会跑 8 英里⊖，但他的血糖水平因糖尿病而低于正常值。所以，我们正在讨论的不成比例的患糖尿病的可能性——远远超过其他人。"

⊖　1 英里 ≈ 1.61 千米。

专家解析

我们发现，对麸质和谷物过敏的人的炎症标志物、低密度脂蛋白胆固醇颗粒问题往往会出现可预见的增长。如果你沿着低碳水饮食这条路走下去，你会取得一箭双雕的效果。麸质相关的异常可能比我们以前意识到的更严重。

——托马斯·代斯普林博士

多年来，人们一直认为脂蛋白 a 水平较高的人都是生命彩票的未中奖者。他们所能做的就是服用烟酸或他汀类药物。戴维斯博士列出了这些人与"我们祖先食肉、高脂的饮食方式"（食用动物的脂肪和肉）之间的紧密关系。他的高脂蛋白 a 患者为了能够生存和发育，都具有这种遗传倾向。

"我现在已经将 40 个人的脂蛋白 a 水平从高水平降到了零，"戴维斯博士透露道，"这不能证明什么，但它很有趣。我可以告诉你，我以前从来没有看到将脂蛋白 a 降到零的案例。我们却正在做这样的事。"

除了鼓励患者吃大量的肥肉外，戴维斯博士还推荐患者食用富含 ω-3 脂肪酸的鱼类以及人工饲养动物的大脑。假如患者买不到或不想吃上述食物，他还建议患者服用高剂量的鱼油补充剂。"我让患者从鱼油中摄取 6 000 毫克的二十碳五烯酸（EPA）和二十二碳六烯酸（DHA）来降低他们的脂蛋白 a 水平，"戴维斯博士说道，"这无法一蹴而就，需要 2 ～ 3 年的时间才能成功降低。然而，我们已经看到患者的脂蛋白 a 水平有所下降。"

专家解析

绝对风险和相对风险之间存在差异。例如，如果患者的脂蛋白 a 水平飙升，但其低密度脂蛋白胆固醇水平较低，低密度脂蛋白胆固醇颗粒较少，高密度脂蛋白胆固醇水平较高，那么其绝对风险会相当低。高脂蛋白 a 患者的绝对风险须乘以一个系数。不过，如果绝对风险的数值本身很小的话，那么即便它乘以一个系数之后，它的数值也不会很大。低密度脂蛋白胆固醇颗粒也是如此。因此，对患者的治疗取决于其整体风险状况。

——罗纳德·克劳斯博士

重申一遍，营养治疗法（而不是药物治疗法）是最佳的治疗方法。此外，当脂蛋白 a 水平开始下降时，其他风险标志物也会开始下跌——这是不容忽视的连锁反应。"当你的脂蛋白 a 水平开始下降时，你所有的其他脂质标志物的数值往往会变得很理想，"戴维斯博士说，"换言之，你的高密度脂蛋白胆固醇水平可以达到 80 毫克 / 分升、90 毫克 / 分升甚至 110 毫克 / 分升。我们目前正在讨论如何消灭小的低密度脂蛋白胆固醇颗粒（将其数值降至零）以及如何将甘油三酯水平降至 30 毫克 / 分升。此外，我们也在讨论如何将空腹血糖水平控制在 80 毫克 / 分升左右，并将糖化血红蛋白水平控制在 4% ～ 5%。美国许多糖尿病前期患者目前正在通往糖尿病的道路上。我们可以将患者的 C 反应蛋白水平降至零。假如我们将患者的脂蛋白 a 水平降至零，但却在这过程中对其身体造成了各种各样的伤害，那么，再继续这样做就会变得很愚蠢。"

高敏 C 反应蛋白（hs-CRP）

专家解析

你只需要通过一些较好的标志物（而不用去做那些高级检测），例如高敏 C 反应蛋白，就可以判断自己是否有氧化应激症状。

——弗雷德·佩斯卡托雷博士

高敏 C 反应蛋白存在于血液中，其衡量的是身体炎症状况。它是炎症的主要标志物，所以，它也是决定动脉整体健康状况的主要标志物。C 反应蛋白的水平越高，患心脏病的风险就越高，即使其他的胆固醇水平看起来很理想。

胆固醇已经被诬蔑为心脏病的罪魁祸首，但真正的罪魁祸首应该指向炎症（详见本书第 2 章），它远比人们以为的要严重得多。你的 C 反应蛋白水平越高，你患心脏病的风险就越大。C 反应蛋白的健康水平在 0 毫克 / 分升～ 3 毫克 / 分升之间，理想水平在 1 毫克 / 分升以下。减少糖类、谷物和植物油的摄入是减少体内炎症的最有效方法。

口服葡萄糖耐量检测（OGTT）和空腹血糖检测

专家解析

没必要去检测你的胆固醇水平。然而，请务必检测一下你的血糖。

——唐纳德·米勒博士

本书讲的都是关于胆固醇的内容，那么，我们的血糖反应与心脏健康有什么关系？事实证明，随着血糖和胰岛素的上升（即，饭前饭后血糖水平和胰岛素水平的控制程度），患糖尿病和心脏病的风险也会随之上升。帕特尔博士经常对其患者进行口服葡萄糖耐量检测（OGTT）和空腹血糖检测。

"我用来测定胰岛素抵抗的主力是为期 2 小时的葡萄糖耐量检测，"帕特尔博士说道，"一项研究表明，餐后 1 小时（进食后）的血糖水平最能预测我们未来 8 年是否会患糖尿病。如果你餐后 1 小时的血糖水平大于 150 毫克 / 分升，那么无论你的空腹血糖水平或餐后 2 小时的血糖水平是否正常，你在未来 8 年内患糖尿病的可能性会增大 13 倍。所以，即便你的空腹血糖水平为 85 毫克 / 分升，餐后 2 小时的血糖水平为 115 毫克 / 分升，只要你餐后 1 小时的血糖水平达到了 150 毫克 / 分升或更高，你仍然会有患糖尿病的风险。这意味着你可以观察自己餐后 1 小时的血糖水平，提前预测自己是否患糖尿病。如此一来，我们可以在患者可能患上糖尿病之前的 20 年至 25 年，发现其胰岛素抵抗问题。"

专家解析

长期摄入过量的碳水化合物会导致人体血糖水平和胰岛素水平长期保持上升状态。如果你的胰岛素水平长期保持在高水平状态，那么你的体内可能会合成更多的低密度脂蛋白胆固醇。高碳水饮食会对脂质代谢和发炎过程产生负面影响。这种促炎症状态是心脏病、神经退行性疾病甚至癌症的前兆。用什么方式限制碳水化合物才能使餐后血糖峰值下降？血糖峰值高会激活促炎症基因，进而驱动病理过程。对于年龄较大的人来说，餐后血糖峰值尤其危险，因为这群人更可能需要久坐，并且更有可能患年龄相关的认知能力衰退症。

——多米尼克·达戈斯蒂诺博士

在做口服葡萄糖耐量检测之前，你需要禁食 8 ~ 12 小时。过了 8 ~ 12 小时之后，医务人员会对你抽血，检测你的空腹血糖水平和胰岛素水平。抽完血后，他们会让你喝一瓶含有 75g 葡萄糖的液体，然后每隔 30 分钟和 60 分钟，重新抽取你的血液进行检测。这个检测耗时短则 2 小时，长则 5 小时。（我做过 5 小时的那种检测，一点儿都不有趣，但它提供了宝贵的信息。）"有些人抱怨说 2 个小时的葡萄糖耐量检测太耗时了，"帕特尔博士说道，"然而，在我发现他们的检测结果出现异常，或者通过检测结果发现那些自认为健康的患者其实并不健康后，他们就不抱怨了。这个检测帮助我们做出了适当的改变，让患者的身体变得更好。"

专家解析

所以，我认为空腹胰岛素水平或在进行葡萄糖耐量检测后 1 小时的胰岛素水平非常重要。这是我们解决心脏代谢健康问题的关键。

——马尔科姆·肯德里克博士

凯特·沙纳汉博士会定期检测其患者的胰岛素抵抗，因为它"是导致心脏病发作和中风的代谢紊乱的首个可测量的标志物"。不过，即便在做检测前，她都还会问患者几个问题。"这其实就是过时的病史采集，"她说道，"我会问患者是否感觉到低血糖的任何症状，例如没有精神、虚弱或疲倦，就好像他们必须立即吃饭一样。这种近乎紧迫的感觉并非简单的饥饿感。这种症状出现的原因是他们无法轻易从他们的'能量舱'获取能量。"如果你身体无法燃烧脂肪，那么当你血糖水平开始下降时，你就会感到非常难受，感觉身体突然失去活力了！你会怎样做？这时候你的身体会进入恐慌模式，释放肾上腺素等激素，使肝脏将埋在身体更深处的糖原给挖出来。这些激素会让你感到烦躁、恶心、虚弱、发抖和易怒。在两餐之间出现的"低血糖"的感觉其实是对身体的一次严厉警告，请不要忽视它。每当我了解到患者出现这种情况时，我会让其做 6 种代谢快照实验室检测，并几乎每次都能检测出一个或多个问题——甘油三酯、高密度脂蛋白胆固醇、空腹血糖、糖化血红蛋白、白细胞和红细胞。

沙纳汉博士告诉我，如果某个人的空腹血糖水平高于 92 毫克 / 分升，那么这表明这个人的"身体出现了其他问题"。我经常说，你们可以拥有的最好的家用医疗设备之一就是可以测试血糖水平的血糖仪。任何一家药店或大型超市都出售血糖仪，你们只需要在餐前和餐后分别用血糖仪刺几下手指，就可以明确检测出一片比萨或一个香蕉坚果松饼会让你们的血糖水平升得多高（给你们个提示：不会太高！）。你们很快就会了解到哪些食物会让血糖水平飙升，使你们感到饥饿和情绪不稳定，哪些食物可以让你们感到舒服和情绪稳定、完全控制饥饿感并处于稳定的健康状态。

载脂蛋白 E（ApoE）

你一生中只要测一次载脂蛋白 E 就行了，因为载脂蛋白 E 遗传自父母。

载脂蛋白 E 水平并没有理想的范围，但你的载脂蛋白 E 水平可以告诉你，你是否容易患多种疾病，包括心血管疾病。它还有助于你确定最适合你的饮食方式和生活方式。

围绕着载脂蛋白 E 基因型的科学仍在不断涌现，这一次，戴维斯博士又走在了相关研究的前沿。"我们生活的这个时代刚破晓，现在，我们拥有了这一系列新的遗传标志物，但其中大部分标志物我们都不知道要如何处理，"他解释道，"众多能够让人们深入了解其应该如何饮食的识别蛋白中，载脂蛋白 E 只是其中一个系列。每个人都有两种载脂蛋白 E 基因，其中一种遗传自妈妈，另外一种遗传自爸爸。载脂蛋白 E 只有 E2、E3 和 E4 这三种异构体，所以，你的载脂蛋白 E 基因型可以是 E2/E2、E2/E3、E3/E3、E3/E4 或 E4/E4。大约 60% 的人的载脂蛋白 E 基因型是 E3/E3，这是最常见的载脂蛋白 E 基因型。"

我的载脂蛋白 E 基因型刚好也是 E3/E3，据我所知，这种基因型是最常见的基因型，而有这种基因型的人也比较不容易患某些疾病。拥有 E3/E4 或 E4/E4 基因型的人处于"危险地带"。"载脂蛋白 E 基因型为 E4/E4 的人会出现严重的脂蛋白紊乱，这往往会导致许多心脏病相关的问题，"戴维斯博士说道，"然而，拥有这类基因型的人非常罕见——不到总人口的 1%。"

至少有一个基因型为 E4 的人占总人口的 25%，如果你刚好是其中一员，那么你会出现什么状况？"许多拥有载脂蛋白 E4 基因型的人对脂肪非常敏感，"戴维斯博士说道，"不幸的是，我的许多心脏病专家同事们会这样说：你拥有载脂蛋白 E4 基因型，所以你得采用低脂饮食结构。这太荒谬了！如果你因为拥有载脂蛋白 E4 基因型就得采用低脂饮食结构，那么你就会像许多人一样患糖尿病、发胖。因为根据定义，低脂饮食结构等于高碳水化合物饮食结构。'拥有载脂蛋白 E4 基因型的人必须停止脂肪的摄入'这种说法是错误的，他们只需要算出最适合自己的脂肪摄入量就行了。"

又来了，这一切都归结为碳水化合物。"拥有载脂蛋白 E4 基因型的人首先要做的是降低碳水化合物的摄入量，"戴维斯博士说道，"其他人也应该这样做，因为碳水化合物依旧是引发健康问题的罪魁祸首。你可以先稍微减少碳水化合物的摄入量，看看这样会让你的小的低密度脂蛋白颗粒降到多少，如果你的小的低密度脂蛋白胆固醇颗粒一直未降到理想水平，那么你可以考虑进一步减少碳水化合物的摄入量。"

如果从我们远古祖先的角度出发，这种基因型其实对人体有好处。"人类学家有一个非常有趣但名字不怎么样的假说，即'节俭基因'假说，"戴维斯博士解释道，"这种假说认为，人们的身体在饥荒时期会发生基因突变，以备相应需求。例如，印度尼西亚苏门答腊岛在 7.3 万年以前曾经发生过一次巨大的火山爆发。爆发的火山将一座 26 立方英里⊖的山脉都化成了灰烬，造成了长达 6 年的降温趋势：灰尘遮住了太阳，导致全球气温下降了 26℃。大量的植物、动物和人类因此而死亡，幸存的人类仅仅几千人。这些人必须在这种最荒凉的环境中挣扎生存下来。最终生活下来的都是最合适的人——最强大、最适应饥荒环境的人。这几千人就是当今地球上 70 亿人类的祖先。这意味着，我们遗传了能够适应饥荒时期环境的遗传方式。我认为载脂蛋白 E 变异可以说就是那种'节俭基因'。"

戴维斯博士指出，拥有载脂蛋白 E4 基因型的人只要定期进行间歇性的禁食，就能"很好地适应饥荒时期的环境"，特别是他们对脂肪非常敏感。"没有人想绝食三天，也没有人想在绝食三天后疯狂地吃野猪的器官，同时边吃边刮去器官里的几片叶子、坚果和蘑菇，"戴维斯博士说道，"我们现在所处的世界食物很充足、取之不尽——对于拥有载脂蛋白 E4 基因型的人来说，我们现在的食物太过充足了，他们的基因无法处理过剩的脂肪。他们应该先稍微减少脂肪摄入量，看看身体有何反应，然后再一点点地去减少脂肪摄入量。"

⊖　1 立方英里 ≈ 4.17 立方千米。

对于拥有载脂蛋白 E4 基因型却不愿意减少脂肪摄入量的人而言，他们可能只能服用药物来维持健康了。"可能这些人不希望感到自己被剥夺了吃肉的权利，也不想过着像祖先们一样的生活，也许，这正是他汀类药物可能有用的情况之一，"戴维斯博士说道，"我不想听到有人说我认为每个人都应该服用他汀类药物，这很荒谬！他汀类药物在医学界已经被用得太泛滥了。不过我认为，就像我们使用抗生素治疗感染一样，他汀类药物在某些情况下确实会给我们带来一些合理的好处，尤其对拥有载脂蛋白 E4 基因型的人而言。然而，正如我所说，他汀类药物绝对不是我的首选治疗手段。"

有些人被测出来拥有载脂蛋白 E4 基因型时可能会感到有些沮丧。戴维斯博士会让他们振作起来，因为，他相信这种基因更像是一种赐福，而不是一种诅咒。"我经常提醒患者，如果他们拥有'节俭基因'，那么他们得到的并不是'一颗埋在身体里的炸弹'，而是祖先赐予他们的一个礼物。他们可能并没有感觉它有多好，但他们在适应饥荒和生存方面，具有更大的优势。所以，具备这种基因从某种程度来说算得上是一件幸事。不幸的是，在当今这个食物基本上可以无限量供给的世界，拥有这种基因似乎算不上幸事。"

那么，那些拥有载脂蛋白 2 基因型的人呢？他们在饮食方面是否需要特别注意某些方面？绝对有。请容许我再次亮出我们的"坏唱片"！根据戴维斯的说法，"如果你拥有载脂蛋白 2 基因型，那么你会对碳水化合物非常敏感。这是因为由碳水化合物合成的脂蛋白在体内逗留的时间非常长，会使肝脏受体的功能下降大约 99%。所以，如果你吃的是谷物或糖类食物，那么因此产生的脂蛋白会在你的血液中存在很长的时间（长达数周）。然而在饥荒时期，吃这类食物反而会给你带来好处，因为这些脂蛋白可以在很长的时间内为你提供能量。如果你的脂蛋白 E 基因型是 E2/E2，那么你的一些指标数值会变得非常夸张，例如非常高的甘油三酯水平。这会降低高密度脂蛋白胆固醇水平和小的低密度脂蛋白颗粒的表达水平。从心脏病的角度来看，这样的基因型会造成严重的影响。拥有这种基因型的人也容易患糖尿病。"

正如你所看到的，了解你的脂蛋白 E 基因型有助于你了解大量的营养和生活方式方面的知识。"了解遗传标志物有助于你了解为什么 100 个人采用完全相同的饮食方式和生活方式，却会有 100 种不同的效果。"戴维斯博士说道。

不是所有人都认可载脂蛋白 E 检测的作用。"载脂蛋白 E 检测对心脏病而言一点价值都没有，"克劳斯博士说道，"它与阿尔茨海默病的关系要比其与心脏病的关系更密切，它提供的相关信息要谨慎借鉴。基于载脂蛋白 E 检测而做出的任何有关降低心脏病风险决定（无论是诊断性的还是治疗性的）都是受误导的——它能提供的信息太少了。如果没有任何证据能够证明这种检测会使治疗结果有所不同，那么很难证明这样昂贵的检测是合理的。在我们现在这个时代，只关注载脂蛋白 E 就好像只摘一颗水果树上垂得比较低的水果，而不管剩余的将近 98% 的水果。"

载脂蛋白 E 基因型的检测费在 100 到 500 美元之间。很显然，只有你自己可以确定是否值得花这么高的一次性成本来获取这个检测所提供的信息。

在本书下一章中，我们会出一些测试题来检验你从本文中学到的所有知识。天哪，我不知道后面还会有测试！别担心，只要你现在已经确切地知道了高密度脂蛋白水平和你的一些指标的数值有哪些问题（或没有问题），你就肯定能轻松通过这些测试。

埃里克·韦斯特曼的医生手记

全球各地的医生接受培训的时间和地点各不相同，这就导致他们行医的方式也各不相同。因此，即便你的医生不了解本书中的大部分信息也不足为奇。

本章关键概念

> 载脂蛋白 B 可用于评估心血管风险，其检测方式既实惠又应用广泛。

> 通过检测低密度脂蛋白胆固醇颗粒可以了解人体血液中低密度脂蛋白胆固醇颗粒的总数。

> 小的低密度脂蛋白胆固醇颗粒是一种小的、致动脉粥样硬化的低密度脂蛋白胆固醇颗粒，我们得消灭它们。

> 非高密度脂蛋白胆固醇水平代表一种新的计算心脏病风险的方法。

> 脂蛋白 a 是遗传性心血管风险的标志物，我们需要降低它的水平。

> 高敏 C 反应蛋白检测是确定炎症的主要检测。

> 葡萄糖耐量检测和空腹血糖检测可以评估胰岛素抵抗。

> 载脂蛋白 E 基因型检测可以告诉你最适合你自身体质类型的饮食方案。

第 21 章

CHAPTER21

测试你解读胆固醇检测结果的能力

专家解析

过去几十年里，关于胆固醇，我们一直在接受着一种（我认为是）洗脑式的文化。而传播这些文化的人中包括一些出于好意传播但被误导的人。

——约翰·布里法博士

专家解析

所有这些知识最终都会被那些主动学习这些知识的患者掌握。

——凯特·沙纳汉博士

自从我几年前开始在我的博客上写关于胆固醇的文章以来，有数百名读者向我的邮箱发送他们的胆固醇检测结果，询问我这些检测结果表达的是什么意思。虽然我不是医生，但我很乐意以一个外行人的身份，并以本书特邀专家等人的集体智慧为基础，向这些读者分享我的观点。仅根据血液检测得出的数值来对健康进行评估可能会有些棘手，但现在，希望你能更加深入地了解各种标志物和最重要的标志物。（假如你不跳过这些测试，那这就不是你的低密度脂蛋白胆固醇水平和总胆固醇水平的问题了。）

让我们提取一下本书中的信息，并将之应用到实际案例中。下面是 30 个真实胆固醇检测结果的示例。你的任务（如果你愿意做这些测试）是根据你学到的所有知识来解释这些示例提供的信息。看看你是否能够判断出谁的检测结果是良好的，谁能坚持提高他们的一些标志物的数值以及谁的健康风险标志物结果较差。准备好了吗？开始了！

示例 1　具有心脏病家族史的女士

低密度脂蛋白胆固醇颗粒	889
低密度脂蛋白胆固醇水平	88
高密度脂蛋白胆固醇水平	62
甘油三酯水平	44
总胆固醇水平	159
小的低密度脂蛋白胆固醇颗粒	104
胰岛素抵抗分数	9

这是健康标志物、需要改善的标志物还是不健康的标志物？＿＿＿＿＿＿

示例 2　正在服用高血压药物的女士

低密度脂蛋白胆固醇颗粒	2 000
低密度脂蛋白胆固醇水平	146
高密度脂蛋白胆固醇水平	60
甘油三酯水平	76
总胆固醇水平	221
小的低密度脂蛋白胆固醇颗粒	1 188
胰岛素抵抗分数	60

这是健康标志物、需要改善的标志物还是不健康的标志物？＿＿＿＿＿＿

示例 3　每天需服用 15 毫克他汀类药物的女士

总胆固醇水平	222
低密度脂蛋白胆固醇水平	119
高密度脂蛋白胆固醇水平	73
甘油三酯水平	148
低密度脂蛋白胆固醇颗粒	2 171
小的低密度脂蛋白颗粒	972

这是健康标志物、需要改善的标志物还是不健康的标志物？ ＿＿＿＿

示例 4　已放弃他汀类药物治疗方案 6 个月的女士

总胆固醇水平	299
高密度脂蛋白胆固醇水平	88
胰岛素抵抗分数	4
低密度脂蛋白胆固醇水平	199
低密度脂蛋白颗粒	2 202
小的低密度脂蛋白颗粒	179
甘油三酯水平	61
极低密度脂蛋白颗粒的粒径	粒径太小，无法测量

这是健康标志物、需要改善的标志物还是不健康的标志物？ ＿＿＿＿

示例 5　被医生推荐服用立普妥和鱼油的男士

低密度脂蛋白颗粒	2 228
低密度脂蛋白胆固醇水平	112
高密度脂蛋白胆固醇水平	48
甘油三酯水平	233
总胆固醇水平	207
小的低密度脂蛋白胆固醇颗粒	1 580
胰岛素抵抗分数	51

这是健康标志物、需要改善的标志物还是不健康的标志物？ ＿＿＿＿

示例 6　每天需服用 10 毫克辛伐他汀的女士

总胆固醇水平	209
低密度脂蛋白胆固醇水平	101
高密度脂蛋白胆固醇水平	72
甘油三酯水平	115
载脂蛋白 B	100
低密度脂蛋白胆固醇颗粒	1 206
小的低密度脂蛋白胆固醇颗粒	446
脂蛋白 a	15

这是健康标志物、需要改善的标志物还是不健康的标志物？＿＿＿＿＿＿

示例 7　年龄 42 岁，患有心脏病发作且正在服用他汀类药物的女士

总胆固醇	134
甘油三酯水平	58
高密度脂蛋白胆固醇水平	58
低密度脂蛋白胆固醇水平	73
极低密度脂蛋白胆固醇	12
低密度脂蛋白胆固醇颗粒	1 239
小的低密度脂蛋白胆固醇颗粒	600
脂蛋白 a	3.9
C 反应蛋白	0.3

这是健康标志物、需要改善的标志物还是不健康的标志物？＿＿＿＿＿＿

示例 8　拒绝服用他汀类药物的女士

总胆固醇水平	253
低密度脂蛋白胆固醇水平	174
高密度脂蛋白胆固醇水平	58
甘油三酯水平	106
低密度脂蛋白胆固醇颗粒	2 546
小的低密度脂蛋白胆固醇颗粒	626

这是健康标志物、需要改善的标志物还是不健康的标志物？＿＿＿＿＿＿

示例 9　患有 2 型糖尿病且有高血压的女士

低密度脂蛋白胆固醇颗粒	2 459
低密度脂蛋白胆固醇水平	172
高密度脂蛋白胆固醇水平	51
甘油三酯水平	280
总胆固醇水平	279
小的低密度脂蛋白胆固醇颗粒	1 181

这是健康标志物、需要改善的标志物还是不健康的标志物？ _____

示例 10　肌肉发达的男举重运动员

低密度脂蛋白胆固醇颗粒	1 248
小的低密度脂蛋白胆固醇颗粒	413
高密度脂蛋白胆固醇水平	55
甘油三酯水平	43
胰岛素抵抗分数	22
C 反应蛋白	0.32

这是健康标志物、需要改善的标志物还是不健康的标志物？ _____

示例 11　正在采用原始饮食方式且不吃小麦的女士

总胆固醇水平	278
低密度脂蛋白胆固醇水平	192
高密度脂蛋白胆固醇水平	78
甘油三酯水平	42
极低密度脂蛋白胆固醇	粒径太小，无法测量
胰岛素抵抗分数	5
低密度脂蛋白胆固醇颗粒	1 602
小的低密度脂蛋白胆固醇颗粒	113

这是健康标志物、需要改善的标志物还是不健康的标志物？ _____

示例 12　正在服用二甲双胍的 2 型糖尿病男性患者

总胆固醇水平	187
低密度脂蛋白胆固醇水平	130
高密度脂蛋白胆固醇水平	46
甘油三酯水平	57
低密度脂蛋白胆固醇颗粒	1 746
小的低密度脂蛋白胆固醇颗粒	834
胰岛素抵抗分数	30

这是健康标志物、需要改善的标志物还是不健康的标志物？＿＿＿＿

示例 13　具有心脏病家族史的女运动员

总胆固醇水平	357
低密度脂蛋白胆固醇水平	289
高密度脂蛋白胆固醇水平	55
甘油三酯水平	66
低密度脂蛋白胆固醇颗粒	2 001
小的低密度脂蛋白胆固醇颗粒	131

这是健康标志物、需要改善的标志物还是不健康的标志物？＿＿＿＿

示例 14　被医生强烈要求进行他汀类药物治疗的男士

低密度脂蛋白胆固醇颗粒	1 495
低密度脂蛋白胆固醇水平	108
高密度脂蛋白胆固醇水平	54
甘油三酯水平	65
总胆固醇水平	175
小的低密度脂蛋白胆固醇颗粒	690

这是健康标志物、需要改善的标志物还是不健康的标志物？＿＿＿＿

示例 15   被医生警告将会患心脏病发作的女士

总胆固醇水平	309
高密度脂蛋白胆固醇水平	69
低密度脂蛋白胆固醇水平	232
甘油三酯水平	42
低密度脂蛋白胆固醇颗粒	2 505
小的低密度脂蛋白胆固醇颗粒	852
胰岛素抵抗分数	10

这是健康标志物、需要改善的标志物还是不健康的标志物？ _____

示例 16   正在服用立普妥的老年女士

总胆固醇水平	189
低密度脂蛋白胆固醇颗粒	1 995
低密度脂蛋白胆固醇水平	111
高密度脂蛋白胆固醇水平	45
甘油三酯水平	166
小的低密度脂蛋白胆固醇颗粒	1 485
胰岛素抵抗分数	75

这是健康标志物、需要改善的标志物还是不健康的标志物？ _____

示例 17   正在坚持低碳水高脂肪饮食法的女士

总胆固醇水平	303
低密度脂蛋白胆固醇水平	189
高密度脂蛋白胆固醇水平	103
甘油三酯水平	53
低密度脂蛋白胆固醇颗粒	1 476
小的低密度脂蛋白胆固醇颗粒	104
胰岛素抵抗分数	1

这是健康标志物、需要改善的标志物还是不健康的标志物？ _____

示例 18 具有心脏病和糖尿病家族史的男士

低密度脂蛋白胆固醇颗粒	1 133
低密度脂蛋白胆固醇水平	117
高密度脂蛋白胆固醇水平	61
甘油三酯水平	39
总胆固醇水平	186
小的低密度脂蛋白胆固醇颗粒	90
极低密度脂蛋白胆固醇	粒径太小，无法测量
胰岛素抵抗分数	4

这是健康标志物、需要改善的标志物还是不健康的标志物？ _____

示例 19 正在坚持高碳水低脂肪饮食法的男士

总胆固醇水平	128
低密度脂蛋白胆固醇水平	45
高密度脂蛋白胆固醇水平	27
甘油三酯水平	351
低密度脂蛋白胆固醇颗粒	1 146
小的低密度脂蛋白颗粒	1 077
胰岛素抵抗分数	46
载脂蛋白 B	68
C 反应蛋白	1.2
载脂蛋白 E 基因型	3/4

这是健康标志物、需要改善的标志物还是不健康的标志物？ _____

示例 20 正在坚持低碳水高脂肪饮食法的女士

总胆固醇水平	418
低密度脂蛋白胆固醇水平	305
高密度脂蛋白胆固醇水平	104
极低密度脂蛋白胆固醇	11
甘油三酯水平	56

这是健康标志物、需要改善的标志物还是不健康的标志物？ _____

示例21 正在坚持低碳水高脂肪饮食法的男士

低密度脂蛋白胆固醇颗粒	1 924
低密度脂蛋白胆固醇水平	152
高密度脂蛋白胆固醇水平	59
甘油三酯水平	46
总胆固醇水平	220
小的低密度脂蛋白胆固醇颗粒	625
胰岛素抵抗分数	18

这是健康标志物、需要改善的标志物还是不健康的标志物？ _____

示例22 正在积极减压并采用低碳水饮食的男士

总胆固醇水平	201
低密度脂蛋白胆固醇水平	127
高密度脂蛋白胆固醇水平	67
甘油三酯水平	33
低密度脂蛋白胆固醇颗粒	1 348
小的低密度脂蛋白胆固醇颗粒	137
胰岛素抵抗分数	13

这是健康标志物、需要改善的标志物还是不健康的标志物？ _____

示例23 正在服用降压药的女士

总胆固醇水平	220
低密度脂蛋白胆固醇水平	106
高密度脂蛋白胆固醇水平	50
甘油三酯水平	320
低密度脂蛋白胆固醇颗粒	1 890
小的低密度脂蛋白胆固醇颗粒	1 073

这是健康标志物、需要改善的标志物还是不健康的标志物？ _____

示例 24　想要知道其是否需要服用降低胆固醇药物的男士

总胆固醇水平	210
低密度脂蛋白胆固醇水平	146
高密度脂蛋白胆固醇水平	45
甘油三酯水平	95
低密度脂蛋白胆固醇颗粒	1 709
小的低密度脂蛋白胆固醇颗粒	619
胰岛素抵抗分数	35

这是健康标志物、需要改善的标志物还是不健康的标志物？＿＿＿＿＿

示例 25　正在坚持低碳水和高脂肪原始饮食法的女士

总胆固醇水平	269
低密度脂蛋白胆固醇颗粒	1 829
低密度脂蛋白胆固醇水平	182
高密度脂蛋白胆固醇水平	77
甘油三酯水平	50
小的低密度脂蛋白胆固醇颗粒	146
C 反应蛋白	0.58
胰岛素抵抗分数	4

这是健康标志物、需要改善的标志物还是不健康的标志物？＿＿＿＿＿

示例 26　想要避免服用他汀类药物的女士

总胆固醇水平	278
低密度脂蛋白胆固醇水平	200
高密度脂蛋白胆固醇水平	51
甘油三酯水平	137
低密度脂蛋白胆固醇颗粒	2 049
小的低密度脂蛋白胆固醇颗粒	627

这是健康标志物、需要改善的标志物还是不健康的标志物？＿＿＿＿＿

示例 27   正在坚持高脂肪低碳水饮食的女士

总胆固醇水平	250
低密度脂蛋白胆固醇水平	168
高密度脂蛋白胆固醇水平	69
甘油三酯水平	64
低密度脂蛋白胆固醇颗粒	1 699
小的低密度脂蛋白胆固醇颗粒	104

这是健康标志物、需要改善的标志物还是不健康的标志物？ _____

示例 28   正在坚持高脂肪低碳水饮食的女士

总胆固醇水平	193
低密度脂蛋白胆固醇水平	105
高密度脂蛋白胆固醇水平	81
甘油三酯水平	36
低密度脂蛋白胆固醇颗粒	934
小的低密度脂蛋白胆固醇颗粒	90

这是健康标志物、需要改善的标志物还是不健康的标志物？ _____

示例 29   正在坚持低碳水饮食的 2 型糖尿病女性患者

总胆固醇水平	216
低密度脂蛋白胆固醇水平	132
高密度脂蛋白胆固醇水平	74
甘油三酯水平	51
低密度脂蛋白胆固醇颗粒	1524
小的低密度脂蛋白胆固醇颗粒	166
胰岛素抵抗分数	12

这是健康标志物、需要改善的标志物还是不健康的标志物？ _____

示例 30　通过低碳水饮食减了 180 磅体重的男士

总胆固醇水平	359
低密度脂蛋白胆固醇水平	285
高密度脂蛋白胆固醇水平	65
甘油三酯水平	46
极低密度脂蛋白胆固醇	12
C 反应蛋白	0.55
低密度脂蛋白胆固醇颗粒	3 451
小的低密度脂蛋白胆固醇颗粒	221
载脂蛋白 B	238

这是健康标志物、需要改善的标志物还是不健康的标志物？_____

最后一个示例是我在 2012 年 10 月做完核磁共振脂质图谱检测后，得到的胆固醇检测结果。大多数传统医生会关注我的总胆固醇水平和低密度脂蛋白胆固醇水平，并在看完我的数据后会立即想让我服用高剂量的他汀类药物。不过，就我们对胆固醇相关数据的了解而言，这两个指标并不能反映我们身体的真实状况，不是吗？我们一起来看看真正重要的标志物。我的高密度脂蛋白胆固醇水平为 65 毫克／分升，这表示我的心脏健康。我的甘油三酯为 46 毫克／分升，离危险范围还有一段距离。我的极低密度脂蛋白水平是 12 毫克／分升，这已经是极低的了（很棒），而我的 C 反应蛋白水平只有 0.55，这表示我几乎没什么炎症。虽然我的低密度脂蛋白胆固醇颗粒数量确实非常高，为 3 451（并且我对应的标志物载脂蛋白 B 的也非常高，为 238），但我体内小而密的坏颗粒仅占低密度脂蛋白胆固醇颗粒总数的 6%——这表示，我体内 96% 的低密度脂蛋白胆固醇颗粒都是我们想要的大而蓬松的好颗粒。对于一个体重曾超过 400 磅，并且"枪毙"了降胆固醇的处方药的人来说，这样的数据真的不错了！

所以，你的检测结果如何？正如你现在所知，虽然我们不能仅仅依靠胆固醇相关数据来全面地评估我们的身体健康状况，但我们完全可以根据这些数据来推断出我们总体心脏健康状况。下列分类是基于我们目前所学的所有知识进行的分类。

健康标志物　示例 1、示例 4、示例 7、示例 10、示例 11、示例 13、示例 14、示例 15、示例 17、示例 18、示例 20、示例 22、示例 25、示例 27、示例 28、示例 29 和示例 30。

需要改善的标志物　示例 2、示例 3、示例 6、示例 8、示例 12、示例 21、示例 24 和示例 26。

不健康的标志物　示例 5、示例 9、示例 16、示例 19 和示例 23。

尽管示例 3、示例 6 和示例 16 的患者正在接受他汀类药物治疗，但他们的低密度脂蛋白胆固醇水平都非常理想，他们的甘油三酯水平和小的低密度脂蛋白胆固醇颗粒的数量都很不理想，很有意思，不是吗？有趣归有趣，但我希望你对此并不感到意外。

本章关键概念

> 分析胆固醇血液检测结果可能是一件棘手的事情。

> 现在你应该更能区分胆固醇量表上显示的健康结果和不健康结果。

既然你已经了解真相，那么接下来你会怎么做呢

专家解析

我们愿意和任何愿意倾听的人讨论这个问题。这是一次非常艰难、费力的攀登，但我们正在让越来越多的人开始关注这个问题。

——乔尼·鲍登博士

我收到了一份大礼（健康大礼包），我将这一切归功于我做了与传统健康专家多年来一直给我的建议相反的事情。减肥是一回事，但让自己的身体健康又是另一回事，这更值得嘉奖，尤其当你做出了一番努力来实现身体健康的时候。你的朋友、同事和家人中，有多少人在保持健康方面，仅仅听从医嘱呢？这样做真的大错特错！

专家解析

有一群患者正在质疑胆固醇方面的一些观点。我们愿意花时间观察哪种做法有效，哪种做法无效。最后，会有更多的人受到激励，让自己的身体出

现想要的变化。提供这种动力的人可能是正在服用他汀类药物并因此产生不良反应的人，也有可能是正在服用他汀类药物，但害怕自己的身体可能会出现并发症的人。能够提供最大动力的人就是服用他汀类药物之后，身体没有得到理想改善的人。到时候，人们就会对他汀类药物的替代途径和替代治疗方案持开放态度。

——菲利普·布莱尔博士

专家解析

事实是，饱和脂肪和膳食胆固醇从未被证实可引发心脏病。人们对此感到震惊，并质疑为什么他们所了解并相信的恰恰相反。我们的心脏真的需要来自鲑鱼、蛋黄、鳄梨、坚果、种子、橄榄油、椰子油和（容我喘口气！）甚至黄油的好脂肪。当有人在意吃谷物和精制食物所带来的一些不利影响时，我会试着让他们理解这些影响，这样才有意义。在大部分情况下，我会让人们先试着吃这些食物。如果你不相信我，那就先试试吧。归根结底就是：你吃完这些食物后有什么感受，还有你辛苦上完一天班之后，回到家是否还有足够的精力陪孩子们玩。当人们看到某些食物对自己有好处时，他们就会更愿意接受这些食物。

——卡西·比约克

写这本书一直是我一生中最自豪的经历之一，我这么多年来一直想写这么一本书。我们现在比以往任何时候都更需要将本书的信息分享给尽可能多的人，防止他们获得了披着健康外皮的信息，却从此走上了无法回头的健康毁灭之路。我真诚地希望本书能够稍微鼓励你重新思考关于胆固醇、营养和健康的那些你曾经认为是对的所有信息。如果真能如此，那么我想我的任务就完成了。若本书让你重新思考了有关胆固醇的知识，我非常欢迎你将你的故事发邮件至 livinlowcarbman@charter.net。打破我们一直认为是事实的壁垒极具挑战性，但这还是可以办到的。随着越来越多的人开始真正了解胆固醇，我们将发生一场重大的范式转变，并揭示之前这一切背后的无知。

专家解析

几年前，当我还是医生时，我就掌握了所有这些知识。如果你想了解这些知识，你可以联系我，我会知无不言，言无不尽。如今，你只需要在计算机上点几下就能获取一些信息，或许我也可以从中学到一些知识。信息不再只对医生开放。现在所有人都可以接触到它。

——德怀特·伦德尔博士

专家解析

忙碌且不再大量阅读专业知识的医生们对胆固醇的看法，就是我们过去必须考虑的一些错误看法。这样是不对的！

——唐纳德·米勒博士

专家解析

是的，假如你获取了正确的信息，那么你就能较大程度地掌控这些东西。

——威廉·戴维斯博士

专家解析

我们人为制造了很多东西。就好像一只正在追逐自己尾巴的狗一样，我们先是对自己的身体造成了很多伤害，然后用我们认为需要的药物来治疗这些伤口。接着，我们继续伤害我们的身体，然后再用别的东西来给它疗伤。这只是一个永无止境的循环。

——弗雷德·佩斯卡托雷博士

希望你能够将你从本书学到的知识分享给你认识和爱着的每一个人。并且，不要就此止步，我们只是抓到了一些皮毛而已！请继续学习，获取更多的知识，成为你自己的最佳健康教育者。采用本书讨论的饮食方式和生活方式，你不仅可以从中受益，还可以让自己成为拥有真正、自然的有益心脏健康的饮食方式和生活方式的活生生的例子。谁知道呢？你的医生甚至会以你为榜样，学到了一两个知识点。不积跬步，无以至千里。

你还在等什么？让我们携手改变世界吧！

专家解析

我觉得我好像是一名古代的医生。我不要求患者验血就可以了解他们的身体状况以及要如何应对相应的问题。不过，我会让患者验血来看看他们的身体改善情况。

——凯特·沙纳汉博士

专家解析

越来越多的人认识到胆固醇并不是什么大问题，真正有问题的是输送胆固醇的颗粒。他们也正在相信高脂饮食有许多有益效果，例如改善低密度脂蛋白胆固醇颗粒的大小和数量，所以高脂饮食有益我们的身体健康。

——盖里·陶比斯

埃里克·韦斯特曼的医生手记

考虑到所有既得利益方（食品公司、制药公司和医生"工会"），我能给你的最好建议是，跟踪自己的健康标志物、自学相关知识、做一些尝试，然后观察这些尝试会对你的健康产生何种影响。

附　录

吉米·摩尔从 2008 年到 2013 年的胆固醇检测结果

日期	低密度脂蛋白胆固醇颗粒	低密度脂蛋白胆固醇水平	高密度脂蛋白胆固醇水平	甘油三酯水平	总胆固醇水平	小的低密度脂蛋白胆固醇颗粒	极低密度脂蛋白胆固醇
2013 年 4 月 18 日	2730	236	66	38	310	478	7
2013 年 2 月 28 日	不适用	309	77	72	400	不适用	14
2012 年 12 月 14 日	不适用	332	75	60	419	不适用	12
2012 年 10 月 25 日	3451	285	65	46	359	221	9
2012 年 4 月 25 日	不适用	257	67	88	342	不适用	17
2012 年 2 月 28 日	不适用	290	78	89	386	不适用	18
2009 年 10 月 20 日	2130	278	57	79	351	535	16
2009 年 7 月 13 日	2091	228	60	49	298	1261	10
2008 年 5 月 5 日	1453	250	65	86	332	300	17
2008 年 5 月 5 日	不适用	246	65	77	326	不适用	15

胆固醇单位换算表（毫克／分升与毫摩尔／升的换算）

毫克／分升	毫摩尔／升	毫克／分升	毫摩尔／升
2～30	0.1～0.8	14	0.4
3	0.1	23	0.6
5	0.1	25	0.6
10	0.3	30	0.8
12	0.3	32	0.8

（续）

毫克 / 分升	毫摩尔 / 升	毫克 / 分升	毫摩尔 / 升
40	1	150	3.9
40 ～ 49	1 ～ 1.3	150 ～ 199	3.9 ～ 5.1
41	1.1	154	4
42	1.1	155	4
43	1.1	157	4.1
50	1.3	160	4.1
50 ～ 59	1.3 ～ 1.5	160 ～ 189	4.1 ～ 4.9
52	1.3	160 ～ 240	4.1 ～ 6.2
53	1.4	164	4.2
58	1.5	165	4.3
60	1.6	180	4.7
65	1.7	181	4.7
70	1.8	185	4.8
71	1.8	190	4.9
72	1.9	193	5
78	2	195 ～ 225	5 ～ 5.8
80	2.1	199	5.1
85	2.2	200	5.2
90	2.3	200 ～ 239	5.2 ～ 6.2
92	2.4	200 ～ 499	5.2 ～ 12.9
97	2.5	201	5.2
98	2.5	203	5.3
100	2.6	204	5.3
100 ～ 129	2.6 ～ 3.3	210	5.4
101	2.6	215	5.6
105	2.7	217	5.6
110	2.8	220	5.7
112	2.9	222	5.7
115	3	223	5.8
127	3.3	225	5.8
130	3.4	227	5.9
130 ～ 159	3.4 ～ 4.1	230	5.9
138	3.6	232	6
139	3.6	234	6.1
140	3.6	236	6.1
145	3.8	238	6.2
147	3.8	240	6.2
148	3.8	245	6.3

（续）

毫克/分升	毫摩尔/升	毫克/分升	毫摩尔/升
246	6.4	300	7.8
250	6.5	310	8
251	6.5	322	8.3
252	6.5	350	9.1
255	6.6	400	10.3
263	6.8	500	12.9
268	6.9	509	13.2
270	7	680	17.6
280	7.2		

甘油三酯换算表（毫克/分升与毫摩尔/升的换算）

毫克/分升	毫摩尔/升	毫克/分升	毫摩尔/升
30	0.3	95	1.1
33	0.4	97	1.1
36	0.4	98	1.1
39	0.4	100	1.1
41	0.5	106	1.2
42	0.5	115	1.3
43	0.5	130	1.5
44	0.5	137	1.5
46	0.5	148	1.7
50	0.6	150	1.7
51	0.6	154	1.7
52	0.6	166	1.9
53	0.6	199	2.2
56	0.6	200	2.3
57	0.6	227	2.6
58	0.7	233	2.6
60	0.7	280	3.2
61	0.7	300	3.4
64	0.7	320	3.6
65	0.7	351	4
66	0.7	499	5.6
70	0.8	500	5.6
76	0.9	800	9
80	0.9		

磅与千克的换算

磅	千克	磅	千克
8	3.6	103	46.7
25	11.3	140	63.5
50	22.67	180	81.6
70	31.7	230	104.3
95	43	400	181.4
100	45.3	410	185.9

《胆固醇，其实跟你想的不一样！》的胆固醇检测指南（附最佳范围）

标准脂质量表	
总胆固醇水平	在大多数情况下无关紧要，但女性的总胆固醇水平应不超过250毫克/分升，男性的总胆固醇水平应不超过220毫克/分升
低密度脂蛋白胆固醇水平	应不超过130毫克/分升，但超出这个范围并不一定会增加你的心脏健康风险
高密度脂蛋白胆固醇水平	高于50毫克/分升就可以了，但最好不低于70毫克/分升
极低密度脂蛋白胆固醇水平	在10毫克/分升～14毫克/分升之间
甘油三酯水平	应不超过100毫克/分升，但最好低于70毫克/分升
非高密度脂蛋白胆固醇	无证明可以证明最佳水平是多少

高级脂质量表	
低密度脂蛋白胆固醇颗粒	应低于1 000纳摩尔/升，但对于采用高脂肪和低碳水化合物饮食法的人群而言，最佳范围不详
小的低密度脂蛋白胆固醇颗粒	低密度脂蛋白颗粒的数量占比不应高于20%，而低密度脂蛋白颗粒水平最好低于200纳摩尔/升
脂蛋白a	目前没有标准测量方法测量这个遗传标志物，所以它的理想范围很广

其他需要考虑的检测	
载脂蛋白 B（ApoB）	低密度脂蛋白颗粒的平行标志物
载脂蛋白 E（ApoE）基因型（一次性检测）	没有理想范围，但只要测一次就可以了解你自己的遗传倾向（E3/E3 基因型是最常见也是最好的基因型；E2/E2、E3/E4 和 E4/E4 是最差的基因型）
高敏 C 反应蛋白（hs-CRP）	应在 0～3.0 毫克/分升之间，理想水平在 1 毫克/分升以下
空腹血糖	不超过 92 毫克/分升
口服葡萄糖耐量检测（OGTT）	餐后 1 小时的血糖水平应低于 150 毫克/分升

担心自己胆固醇太高之人可进行的检测	
计算机断层心脏钙化扫描	本检测很便宜，只需 3 分钟的时间就可以完成。它可以测量胸部的钙斑。本检测的理想得分是 0
颈动脉内中膜厚度（IMT）	本检测可以测量动脉壁的厚度，也就是心血管疾病的早期标志物
梅特梅契克斯的胃肠道效应粪便检测	本检测可以检测你的肠道中可能会对你的身体造成严重破坏的微小漏洞

参 考 文 献

图 书

Bowden, Dr. Jonny, and Dr. Stephen Sinatra. *The Great Cholesterol Myth: Why Lowering Your Cholesterol Won't Prevent Heart Disease—and the Statin-Free Plan That Will.* (2012)

Curtis, Dr. Ernest. *The Cholesterol Delusion.* (2010)

Ellison, Shane. *Hidden Truth about Cholesterol-Lowering Drugs.* (2005)

Enig, Dr. Mary. *Know Your Fats: The Complete Primer for Understanding the Nutrition of Fats, Oils and Cholesterol.* (2000)

Evans, David. *Cholesterol and Saturated Fat Prevent Heart Disease: Evidence from 101 Scientific Papers.* (2012)

Graveline, Dr. Duane. *Lipitor: Thief Of Memory.* (2006)

Graveline, Dr. Duane. *Statin Drugs Side Effects and the Misguided War on Cholesterol.* (2008)

Graveline, Dr. Duane, with Dr. Malcolm Kendrick. *The Statin Damage Crisis.* (2012)

Kendrick, Dr. Malcolm. *The Great Cholesterol Con: The Truth about What Really Causes Heart Disease and How to Avoid It.* (2008)

Kummerow, Dr. Fred. *Cholesterol Won't Kill You, But Trans Fat Could:*

Separating Scientific Fact from Nutritional Fiction in What You Eat. (2008)

Ravnskov, Dr. Uffe. *The Cholesterol Myths: Exposing the Fallacy That Saturated Fat and Cholesterol Cause Heart Disease.* (2000)

Ravnskov, Dr. Uffe. *Fat and Cholesterol are Good for You.* (2009)

Ravnskov, Dr. Uffe. *Ignore the Awkward: How the Cholesterol Myths Are Kept Alive.* (2010)

Taubes, Gary. *Good Calories, Bad Calories: Fats, Carbs, and the Controversial Science of Diet and Health.* (2008)

博　客

彼得·阿提亚博士，http://www.eatingacademy.com

克里斯·马斯特约翰博士，http://blog.cholesterol-and-health.com

克里斯·克雷塞，http://chriskresser.com

马克·海曼博士，http://drhyman.com

贝瑞·格罗夫博士，http://www.second-opinions.co.uk

约翰·布里法博士，http://www.drbriffa.com

威廉·戴维斯博士，http://www.wheatbellyblog.com

马尔科姆·肯德里克博士，http://www.drmalcolmkendrick.org

斯蒂芬·西纳特拉博士，http://www.drsinatra.com

乔尼·鲍登博士，http://www.jonnybowdenblog.com

杜安·格拉韦林博士，http://www.spacedoc.com

播　客

低碳水饮食生活秀，http://www.thelivinlowcarbshow.com

低碳水专家问答（Ask The Low-Carb Experts），http://www.askthelowcarbexperts.com

与吉米·摩尔和他的朋友们的低碳水对话（Low-Carb Conversations With Jimmy Moore & Friends），http://www.lowcarbconversations.com

革命健康电台（Revolution Health Radio），http://chriskresser.com/category/podcasts

原始饮食解决方案播客（The Paleo Solution Podcast），http://www. robbwolf.com/podcast

地下健康播客（The Underground Wellness Show），http://www.blogtalkradio.com/undergroundwellness

防弹管理部落格（The Bulletproof Executive），http://www.bulletproofexec.com/category/podcasts

人民药房（The People's Pharmacy），http://www.peoplespharmacy.com/radio-shows

平衡咬合播客（The Balanced Bites Podcast），http://balancedbites.com/podcast

燃烧脂肪的男人（The Fat-Burning Man Show），http://www.fatburningman.com/category/podcasts

最近古史（Latest In Paleo），http://www.latestinpaleo.com/paleo-podcast

端上营养（Dishing Up Nutrition），http://www.weightandwellness.com/radio-show

无情的罗杰和穴居人医生（Relentless Roger And The Caveman Doctor），http://www.cavemandoctor.com/category/podcasts

纪录片

他汀金钱王国（*$ TATIN NATION*），http://www.statinnation.net

胖头（*Fat Head*），http://www.fathead-movie.com

其他有用的网站

国际胆固醇怀疑论者网络（THINCS），http://www. thincs.org
高胆固醇行动计划，http://highcholesterolplan.chriskresser.com

如何寻找支持原始饮食法和低碳水饮食法的医生

支持低碳水饮食法的医生的名单，http://lowcarbdoctors.blogspot.com
零原始医生（0Primal Docs），http://primaldocs.com
古医生网络（Paleo Physicians Network），http://paleophysiciansnetwork.
com

术 语 表

载脂蛋白 B： 一种附在血液中胆固醇颗粒上的分子（载脂蛋白）。载脂蛋白 B100 附于在肝脏中产生的低密度脂蛋白上。载脂蛋白 B48 附于在肠道中产生的乳糜微粒上。

载脂蛋白 E 基因型： 人体内的遗传性载脂蛋白 E 的类型。拥有载脂蛋白 E4 基因型的人可能更容易患某些疾病。

致动脉粥样硬化： 导致动脉粥样硬化的发展。

动脉粥样硬化： 动脉因为炎症而变厚、变硬，以及动脉壁中堆积有胆固醇和甘油三酯的症状。动脉粥样硬化是中风、心脏病发作和动脉瘤的主要病因。

《成人治疗专家小组指南（第 3 版）》： 指美国国立卫生研究院下属国家心脏、肺和血液研究所编制的一套指南，它提出了血液中胆固醇水平的理想范围，医生以这个范围为标准来治疗患者。（这是成人高胆固醇检测、评估和治疗专家小组发表的第 3 次报告，第 4 次报告于 2014 年发布。）

大型制药公司： 研发、制造和销售药物（药品）的大公司。

血糖： 一种在血液中输送能量的分子，又称血葡萄糖。血糖在全天都保持高水平的症状被称为糖尿病。

碳水化合物： 由碳、氧和氢组成的分子，能够为身体提供能量。碳水化合物存在于膳食中的糖和淀粉中。

心血管疾病： 包括心脏动脉粥样硬化或其他血管动脉粥样硬化。

胆固醇： 一种对人体有多种功效的分子，包括：改善细胞膜、制造类固醇激素（皮质醇、醛固酮和性激素）、修复神经、制造胆汁，以及产生和代谢维生素 D。

"胆固醇导致心脏病"假说： 该假说认为，膳食脂肪会导致血液中的胆固醇升高，而血液中的胆固醇升高会导致心脏动脉出现动脉粥样硬化（冠状动脉疾病）和心脏病发作。

动脉阻塞： 动脉粥样硬化导致的动脉部分阻塞或完全阻塞。

辅酶 Q10（CoQ10）： 一种重要的分子，有助于人体产生能量，也可用作抗氧化剂。

C 反应蛋白（CRP）： 血液中的一种蛋白质，会促进发炎反应。较高水平的 C 反应蛋白会增加人体患糖尿病和心血管疾病的风险。

计算机断层心脏钙化扫描： 一种无创检测，可以检测心脏病的早期发作。

多萜醇： 由甲羟戊酸途径长链不饱和有机化合物产生的类异戊二烯族中的其中一种化合物，其在糖蛋白合成过程中起重要作用。经证实，他汀类药物会改变旨在保护人体免受伤害的糖蛋白，进而破坏多萜醇的作用。

内皮： 指血管（动脉或静脉）内壁上的一层薄层细胞。

家族性高胆固醇血症： 血液中含有高水平低密度脂蛋白胆固醇的遗传倾向。纯合子家族性高胆固醇血症是最严重的家族性高胆固醇血症，很罕见（每100 万人当中大约只有 1 个人会患这种病）。杂合子家族性高胆固醇血症比较常见，每 500 个人当中就有 1 个人会患这种病。

脂肪： 一种为人体提供能量的分子，是人体内能量的主要储存形式。

肠道菌群： 存在于肠道的细菌。

高密度脂蛋白胆固醇（HDL-C）： 存在于血液中的一种颗粒，可将胆固醇从动脉输送到肝脏。

心脏病： 任何影响心脏的疾病，最常见的心脏病指心脏动脉出现粥样硬化的症状。心脏的动脉称为冠状动脉。

糖化血红蛋白（HgA1c）： 一种血红蛋白，会随着血糖的上升而上升。血红蛋白是一种能够在红细胞中输送氧气的分子。由于红细胞只有大约 3 个月的寿命，所以糖化血红蛋白反映的是之前 3 个月的血糖水平。

高半胱氨酸： 能够改变人体内其他分子的分子。高水平的高半胱氨酸可能会增加人体患动脉粥样硬化的风险。

高敏 C 反应蛋白（hsCRP）： 一种全身性炎症反应急性期的非特异性标志物。

高胆固醇血症： 血液中胆固醇的任何升高的症状。

炎症： 人体对抗感染或修复伤口时产生的反应。

胰岛素： 胰腺分泌的一种激素，会随着血糖水平或蛋白质水平的上升而流入血液。它有助于将糖（葡萄糖）和蛋白质输送到细胞中。

生酮饮食： 一种主要由蛋白质和脂肪组成的饮食方案，可增加血液中酮的含量。酮是一种能够输送能量的分子。

瘦素： 一种由脂肪细胞分泌的激素，可降低食欲。

低密度脂蛋白胆固醇（LDL-C）： 由肝脏合成的脂蛋白，可将肝脏中的胆固醇和脂溶性维生素输送到细胞中。它也指血液中低密度脂蛋白颗粒所携带的胆固醇的量。

低密度脂蛋白胆固醇颗粒（LDL-P，又称低密度脂蛋白颗粒）： 指血液中低密度脂蛋白颗粒的数量，而不是低密度脂蛋白胆固醇所携带的胆固醇的量。

低密度脂蛋白胆固醇受体（LDL-R）： 细胞膜中的一种蛋白质，可识别低密度脂蛋白颗粒上的载脂蛋白 B100，并帮助低密度脂蛋白进入细胞。

脂质假说： 该假说认为，膳食脂肪会导致血液中胆固醇升高，而血液中的胆固醇升高会导致心脏动脉出现动脉粥样硬化（冠状动脉疾病）和心脏病发作。

脂质量表： 一种血液检测，通常测量的是总胆固醇、低密度脂蛋白胆固醇、高密度脂蛋白胆固醇和甘油三酯。

脂蛋白： 血液中的一种分子，可在全部血液中输送胆固醇、甘油三酯和脂溶性物质。

脂蛋白 a：出现遗传性变化的低密度脂蛋白，会增加人体患心血管疾病的风险。

低碳水化合物和高脂肪饮食法（LCHF）：一种饮食方法，核心是减少碳水化合物的摄入量，在瑞典等国家很受推崇。

低胆固醇：低于血液中胆固醇正常水平。

线粒体：为细胞产生能量的细胞成分。

单不饱和脂肪酸：含有一个双键的脂肪酸。

核磁共振脂质图谱检测：测量血液胆固醇颗粒数量和大小的测试。

非高密度脂蛋白胆固醇：不在高密度脂蛋白颗粒上的胆固醇数量，可通过脂质量表确定。

ω-3 脂肪酸：可改善人体结构、为人体提供能量的分子。

ω-6 脂肪酸：可改善人体结构、为人体提供能量的分子。这些脂肪酸存在于植物油中，会产生炎症所需的分子。

氧化：人体氧化类似于铁生锈，会导致老化和炎症。

旧石器时代饮食法和原始饮食法：两者均为一种提倡不吃加工食物和乳制品的饮食方式，其所依据的理念是：以狩猎为生的人类所吃的食物是最健康的。

A 型低密度脂蛋胆固醇：当人体内小而密的低密度脂蛋白胆固醇水平较低时，血液中会出现的一种胆固醇形式。

B 型低密度脂蛋胆固醇：人体内小而密的低密度脂蛋白胆固醇水平较高时，血液中会出现的一种胆固醇形式。具有 B 型低密度脂蛋胆固醇的人群患动脉粥样硬化的风险更大。

多不饱和脂肪酸：具有一个以上双键的脂肪酸。

饱和脂肪酸：没有双键的脂肪酸。

小的低密度脂蛋白胆固醇颗粒："坏"的低密度脂蛋白颗粒，会促进动脉粥样硬化。

他汀类药物：能够阻断胆固醇在肝脏中产生的一组药物。

三碘甲状腺原氨酸（T3）和甲状腺素（T4）：存在于血液中的两种形式的甲状腺激素。甲状腺素在甲状腺中产生，并在细胞中转化为三碘甲状腺原氨酸。

短暂性全面性遗忘症（TGA）和肌萎缩性脊髓侧索硬化症（TGA）：这两种疾病通常称为"卢伽雷氏病"。这两种疾病均是患者服用降胆固醇他汀类药物后产生的主要神经退行性不良反应之一。本书特邀专家杜安·格拉韦林博士曾经就这2种疾病发表了大量文章。

促甲状腺激素（TSH）：一种由脑垂体产生的激素，可向甲状腺发送制造更多甲状腺激素的信号。高水平的促甲状腺激素表明可能存在甲状腺功能减退症。

总胆固醇：血液中脂蛋白颗粒上携带的胆固醇的量。

总胆固醇与高密度脂蛋白胆固醇的比例：等于总胆固醇数量除以高密度脂蛋白胆固醇数量。此比例越高，患动脉粥样硬化的风险就越高。

甘油三酯：一种为人体提供能量的分子。

甘油三酯与高密度脂蛋白胆固醇的比例：等于甘油三酯的数值除以高密度脂蛋白胆固醇的数值。此比例越高，患动脉粥样硬化的风险就越高。

植物油：人们用来烹饪的主要油类，包括大豆油、菜籽油、葵花籽油、红花籽油、花生油和棉籽油。虽然这些油的卖点是"有益心脏健康"，但它们都是高度加工、促炎性、类似于食物、ω-6脂肪酸含量极高的物质，会导致低密度脂蛋白胆固醇氧化——心脏病的前兆。

素食：一种只从蔬菜汲取营养的饮食方式。

极低密度脂蛋白（VLDL）：在肝脏中生成的、含有甘油三酯的低密度脂蛋白颗粒。

致　谢

　　吉米·摩尔：一些人在我完成这本极其重要的书时给了我极大的帮助，在此我表示衷心的谢意。首先要感谢的是我的妻子克里斯汀，她容忍了我连续好几个月没在家好好待着，而是天天泡在公共图书馆，一待就是好几个小时。我非常感谢她牺牲了与自己丈夫待在一起的时间。（现在我又可以在 Wii 飞盘高尔夫里将她打得落花流水啦！）其次要感谢的是我的合著者——了不起的埃里克·韦斯特曼博士，他为这个被过于忽视的话题贡献了无法估量的智慧、经验和激情。我很荣幸与他一起分享这些信息，与他共同完成《生酮饮食》那本书。接着，我要感谢本书的 29 位特邀专家，他们慷慨包容地接受了我的采访，分享了其在胆固醇方面的专业知识：如果没有"专家解析"章节中的精彩点评，本书将会大失光彩。我还要感谢出版团队——埃里希（Erich）、米歇尔（Michele）和 Victory Belt 出版社的每一名成员：非常荣幸拙作能够跻身贵社诸多优秀出版作品行列！感谢你们与我一起度过了最愉悦、最满足的一段时光。最后，我要感谢你们，我亲爱的读者！显而易见，你们很关心自己和自己所爱之人的健康——这种关心促使你们花时间读完这本书并跳出传统观念的束缚。实现永久变革的第一步就是教育和实践。请永远不要停止学习和体验生活！

埃里克·韦斯特曼博士：我非常感谢杜克大学提供的数据驱动思维课程。我学习了循证医学的相关课程，进行了临床研究，并非常荣幸地为患者提供了帮助。最重要的是，我非常感谢我的家人和朋友的支持。